家族が知りたい摂食症（摂食障害）の Q＆A 115

― 家族教室の質疑応答から学ぶ支援のコツ ―

著
髙宮 靜男

星和書店

はじめに

家族による摂食症（摂食障害）の方々への支援が重要視されなかった時代もかつてありましたが、現在では、摂食症（摂食障害）の治療や支援において、家族の果たす役割は非常に大きいといわれています。私たちの30年以上の統合的な治療体制を振り返ってみますと、家族の協力があれば、良好な転帰が得られやすいことを実感します。家族の治療への協力・参加が治療初期から求められるようになり、家族が治療への協力者として、入院中、外来治療においてますます期待されています。さらに、家族支援も重要視され、家族教室、家族会もまだまだ多くないにしても、全国各地で開催されてきています。摂食症（摂食障害）の方々への支援の一つとして、家族療法も行われるようになりました。Family Based Treatment（FBT）が、児童・思春期の神経性やせ症に対する有効な治療法として、導入され、回避《かいひ》・制限性食物摂取症《せいげんせいしょくもつせっしゅしょう》の治療としても有望視されてきています。

本書は、家族教室（家族会）での家族の声に応え、特に家族が疑問に思っている点をQ＆A（Question and Answer：質疑応答）のかたちで、具体的に分かりやすく解説しています。家族、学校、職場、支援にあたっている方々の疑問にも、役立つことが多いと確信します。

食行動の問題を抱えた子どもと向き合う必要のある保護者は、相談機関もあまりなく、どう声かけしたらいいか、どう行動したらいいか、どちらに向かっていったらいいか、始終自問しています。家族教室（家族会）では、参加しはじめた頃には、五里霧中で、トンネルの中で暗闇ばかりで、光が見えないと毎回話します。そのような保護者の方への一筋の光となるように、西神戸医療センターでは、「虹の会」――摂食症（摂食障害）の家族教室・家族会――が200回以上行われました。それぞれの家族が毎回、自己紹介、当事者の最近の様子、自身の気持ち、経験（苦労、やってよかったこと、失敗談、疑問点など）を述べることを中心に、年に6回から10回開催されました。専門家による講演、ワークショップ、グループディスカッションが開催され、合宿の行われた年もありました。

さらに、通常の会では、話しにくいことなどを匿名で、日頃疑問に思っていることを紙に書いて尋ねることのできる質問コーナーを年に2回設けました。質問は、病気の特徴、病気の初期、受診前、受診中、入院中、退院後、進路、社会生活、対人交流、など多岐にわたります。質問コーナーの場で、質問を一つずつ読み上げ、これまで家族教室（家族会）で得た家族の皆さんの意見、皆さんと一緒に考えた対応方法、主催者の経験に基づいた回答を即興で提示しました。回答を録音し、それをスタッフが文字に起こし、内容を文章にまとめました。質問コーナーは全部で20回行われ、質問の数は318に達しています。318の質問を4名の若手公認心理師が読んで吟味し、115の質問を厳選しました。115の質問をカテゴリー別に1から16まで分類しましたが、その具体的内容は、摂食症（摂食障害）とは、摂食症（摂食障害）の要因、摂食症（摂食障害）の早期発見、症状の理解と対応（過活動、便秘、こだわり、習癖、自傷、ボディイメージ、パーソナリティ、攻撃性、病態、生活習慣、行動パターン、周辺症状）、感情表現、食事、過食期の捉え方・対応、不安への対応、後遺症、治療方法、病院との関わり方、治癒、自立、社会活動への復帰、転帰、月経、家族関係、家族の在り方と多岐にわたっています。

食行動症と摂食症（摂食障害）は、異食症、反芻症《はんすうしょう》、回避・制限性食物摂取症、神経性やせ症、神経性過食症、むちゃ食い症などに分類されますが、A（Answer）内では総称で説明できる場合は、摂食症（摂食障害）と記載しています。特定した方がよい場合は、神経性やせ症など分類名で記載しています。

序章では、「虹の会」の経緯について、どのようにこの家族会が変遷していき、今の形になったかを説明します。

第1章は家族の困っている摂食症（摂食障害）にまつわる質問に対しては、さまざまな角度から、その場で回答したライブ感があふれるものになっています。ただ、口語調で方言いっぱいのざっくばらんなものになっていましたので、標準語に訂正し、かなり手を加えて分かりやすくしています。

第2章「なでしこ便り」では、文字起こしを担当したスタッフがその場で感じたことをまとめています。家族教室がどのようなものか現場の雰囲気が伝わってきます。第2章から読んでいただくと会の方向性、全体の雰囲気が分かり、入りやすいかもしれません。

第3章の神経性やせ症の子どもを持つ母親の心理的変化過程では、スタッフが母親に面接をし、共通していた感情を継続的比較分析法という専門的手法で抽出し、段階をつけました。ここでは、専門的内容をかみ砕き、段階と対策について平易に説明しています。

質問は、上述しましたように多岐にわたっていますが、前著――『摂食障害の子どもたち』(合同出版)や『学校で知っておきたい精神医学ハンドブック』(星和書店)――であまり触れることのできなかった過食への移行期、過食・嘔吐《おうと》、合併症、社会生活について多くの質問が寄せられました。家族のみならず学校など多くの支援者のお役に立つよう祈っております。

目次

挿画　永江小百合
DTP　林利香

序章

家族教室（虹の会）の変遷

1994年に西神戸医療センターが設立されて1年くらい経過した頃でした。診療の際、家族としてどのように行動したらいいか、どのような声かけをしたらいいか、他の家族はどうしているのだろうかと診療の場で疑問が寄せられました。そこで、中心になって協力してくださる家族の方々と相談して「虹の会」が始まりました。

最初の2年間は精神科医（筆者）が司会進行役を引き受け、参加者がスタッフ（医療スタッフ）も含め自己紹介をした後、前半は、小児科医、内科医、産婦人科医、看護師、管理栄養士、薬剤師、臨床心理士、作業療法士など院内スタッフからの講義を行いました。後半は、参加者が、講義に関連した話題を中心に家庭で困っていることを出し、話し合いました。3年目からは、半年に1回は、院外講師を招き、講演をお願いしました。話の内容に合わせて、参加者が順番に感想を述べ、質問しました。4年目には、参加者が司会進行役を順番に引き受け、「講師による講演」と「参加者全員での近況報告」とを交互に行いました。6年目には、人数が増え、一つのグループでは話す機会のない参加者も出てきたため、二、三のグループに分け、グループごとで話し合い（年齢別、症状別、合併症別など）が行われるようになりました。この当時、1泊の院外研修を行い、家族、スタッフ合わせて77名の参加があった年もあります。その時のアンケート調査によると、参加してよかったこととして、「知識・情報を得られたこと」「自分だけではないと思えたこと」「同じ経験の知り合いができたこと」「他の場では話しづらいことが話せたこと」「今後の見通しが得られたこと」が挙げられました。参加してつらいと思ったこととして、「話しづらいこと」「これからどうなるか不安なこと」「曜日・時間の調整が難しいこと」（当時火曜日に実施）が挙げられました。10年目くらいからは、参加者全員での近況報告を中心に行われ、質疑応答が年2回組み入れられることになりました。このやり方が長期間続き、現在までおこなわれています。

第1章

家族教室Q&A

Q1 摂食障害とはどういった病気ですか？（子：12歳）

A 食べることに関する病気です。いろいろな種類があります。

最新の診断基準、最新の日本語表記では、摂食障害は「食行動症及び摂食症」と呼ばれます。異食症、反芻症《はんすうしょう》、回避《かいひ》・制限性食物摂取症《せいげんせいしょくもつせっしゅしょう》（ARFID：アーフィッドと呼ぶことが多いようです）、神経性やせ症（AN）、神経性過食症（BN）、むちゃ食い症（BED）に主に分類されます。異食症と反芻症は幼児から出現します。子どもではARFIDとANが多く、中学生後半くらいからBNが現れます。

異食症では、栄養価がなく、通常は食べ物とみなされない物（例えば紙、土、石けん、毛髪など）を繰り返し食べます。鉄欠乏には注意が必要です。周囲に分からないように毛髪を食べ、後に胃の中で消化されず石灰化（胃石）されて発見された場合、手術によって取り出すことが必要になります。

反芻症では、食べた物を口に戻し、再び噛《か》んだり飲み込んだり吐き出したりします。通常、飲み込んでから口に戻るまでさほど時間がかかりません。

ＡＲＦＩＤは、「食べて気持ち悪くなるのが不安」「食べたら喉に詰まらせる」「食べることに興味がない」「味が濃すぎる」などの理由で食べるのを避けるため、著しい体重減少や栄養不良になることがあります。ＡＮやＢＮとは異なり、体重や体型に対する偏った認知や病的なこだわりのないことを特徴とします。

ＡＮは、カロリー摂取を極端に制限するため、著しく低体重になります。極端な低体重にもかかわらず体重増加について著しい恐怖を覚え、体重増加を妨げます。身体が深刻な状態という認識に乏しく、自己評価が体重や体型に過剰に影響されます。摂食制限型（ＡＮＲ）と、過食や嘔吐《おうと》、緩下剤《かんげざい》・利尿剤などの乱用を伴う過食・排出型（ＡＮＢＰ）に分けられます。ＡＮの一番の問題点は、やせすぎで栄養失調のため、生命の危機に直面することです。

ＢＮは、一定の時間内で客観的に見て大量に食べることを繰り返し、コントロールできない感覚に陥ります。体重増加を防ぐための不適切な代償行動《だいしょうこうどう》（過剰な運動、自己誘発性嘔吐《じこゆうはつせいおうと》、緩下剤・利尿剤等の乱用、絶食など）を伴います。体重は標準ほどであり、気づかれにくいですし、なかなか脱却できず、本人の苦しみは周りには理解されにくいようです。

BEDは、不適切な代償行動はありませんが、食べるのを止められず、他の人より圧倒的に多くの食物を短い時間内に食べます。わがまま、だらしないと思われがちなこともあり、つらくて仕方ないのですが、食べてしまいます。

Q2 脳の病気でしょうか？　心の病気でしょうか？　身体の病気でしょうか？

（子：12歳）

A 身体全体の病気です。

これは全部正しいとも言えます。つまり、脳の病気でもあるし、心の病気でも、身体の病気でもあります。心の病気は実は脳で起きていることなので、脳の病気ですし、脳は身体の一部ですから、身体の病気でもあります。また、食べない、食べられない状態では、胃腸、筋肉など身体の各部位の働きが低下してしまうので、身体の病気でもあるわけです。ですから「脳から足の先まで全身がダメージを受ける病気」というのが正しい言い方だろうと思います。例えば、脳に関して考えてみましょう。脳の視床下部《ししょうかぶ》に摂食中枢《せっしょくちゅうすう》と満腹中枢《まんぷくちゅうすう》という部位があり、病気の過程でその部位の機能が著しく低下します。視床下部外側に摂食中枢があり、摂食中枢はお腹がすいたということをキャッチする部位です。そこが食べないことによって乱れて、お腹がすいたという感覚がなくなります。視床下部内側に満腹中枢があり、満腹中枢は自分が満腹になったということをキャッチする部位です。そこも機能が落ちて満腹かどうかが分からなくなります。したがってお腹の中に食べ物が入っても脳では空腹・満腹が分からなくなってしまいます。すなわち、脳から満腹だとか空腹だとかのサインが胃袋に届かないので、胃の方も食べ物が入った感覚をつかめず、満腹か空腹か分からなくなってしまいます。そのため、どれくらい食べたらいいか分からなくなります。食べないという行動がだんだん習慣化して、どのくらいの量を食べていいのか分からない状態になります。

食行動の問題を改善するには食べる練習が一番です。リハビリとして、きちんと三食食べる練習ができてくると、脳の摂食中枢も動き出しますし、きちっと三食食べるという習慣ができてきます。食べてもそう体重も増えませんし、永遠に食べ続けることも永遠に体重が増え続けることもありません。少しずつ食事量を増やしていくと、脳も身体も心も、増えた量に段階的に慣れていきます。100キロカロリー増やした段階に慣れて、次の100キロカロリー増やした段階に慣れるといった具合に、食べることへの恐怖を和らげ、一つずつ克服することによって良くなっていきます。改善段階でも脳、身体、心の病気であると分かります。

Q3

本人（子）は1年間、通信制高校に通い、勉強は順調にこなしているし、成績も悪くはないのですが、一般的な知識、物事を理解する能力が回復してきていないと思えるくらい私（親）が何度も同じことを言って聞かせないと理解できません。やりとりしていてもキャッチボールにならず、自分の言いたいことばかり言ってきます。これはありうることなのでしょうか？　何か脳の障害が出てきているのかと気になっています。（子：16歳）

A

低栄養による脳への影響や神経発達症（発達障害）の可能性があります。

栄養量がまだ十分でないと、言葉のやりとりできなかったり、自分の言いたいことが言えなかったり、自分の言いたいことばかり言ったり、ということがあります。あたかも脳の機能が落ちたかのように見えますが、食物を摂取できるようになり、栄養量が足りて、体重も標準に近づけば、脳の働きが戻ることが多いようです。しかしながら、自閉スペクトラム症など神経発達症（発達障害）を併存すると、勉強ができても言葉のキャッチボールが難しいとか、ちょっと理解しづらい会話になるといった状態が残るかもしれません。

もう一つ、長期にわたる栄養不足で、前頭葉や頭頂葉などが縮んだ状態になっていて、脳の機能が戻りきらない方がいるのも事実です。脳の器質的変化により脳の機能が戻らず、言葉のキャッチボール、やりとりができなくなる可能性も少しはあるかもしれません。

Q4

体重増加や食べ物に対する抵抗感はどのようになくなるのでしょうか？もしくはなくならないのでしょうか？（子：18歳）

A

抵抗感がなくなる方も結構います。回復とともに徐々に薄れてくるものです。

低体重、低栄養の間は、食べ物や体重のことばかり考え、脳がそれらのことで占拠されています。食物が摂れ、体重が回復してくると、脳に余裕ができ、徐々に登校や趣味などが脳の関心事になります。

学校や職場など本人を取り巻く環境によるストレスが程良いといいようです。頑張って試験の点数を上げようとか、頑張って友達と仲良くしようとか、頑張って部活をしようとか、そういうことがほどほどにあって、頑張り過ぎることなく「こっちの方が楽しいな」「こっちの方が面白いな」となってくると、徐々に脳の中での食べ物に関する割合が少なくなります。食べ物の占める割合が少なくなっていくうちに本当にやりたいことが見つかると、それが目標になってきます。やりたいことがメインになってくれば脳に占める食べ物や体型の割合が小さくなって、生きづらさが減ってきます。

したがって、自分の新たな興味の対象が見つかるかどうかが重要です。本人がこういうことがやりたいと親に言ってきたら、身体の状態が問題なければとにかくやらせてみる、本人はやってみることが大事です。うまくいけば問題ないのですが、もしうまくできなくて、ワーッとなっても、親は「せっかくやったのだからもうちょっと辛抱して」などと言わずに本人はいろいろなことにトライし、その中でやりたいことをやる。やりたいことが見つかればそこで頑張れます（やはりほどほどが大切です）。やりたいことが見つかるかどうか、見つかったときに周りがサポートできるかが重要ですね。サポートがうまくいき、好きな仕事、得意な仕事に就かれた方も多くいます。

Q5

自身の状態をなぜ分からないのでしょうか？　本人が病気ということを理解していない、分かっていないのです。どうしたらいいでしょうか？（子：12歳）

A　一緒に、学び続け、知識を深めることにより、客観的に症状や状態を理解していきます。

病気を理解していない、分かっていないながらも、病院に来られたら大したものだと私は思っています。病気がないと思っているにもかかわらず、病院に行くのは偉いと心の中で思った方がいいようです。摂食症（摂食障害）の子は、たいてい嫌々連れてこられますから、そのときには、「よく来てくれたね」と労《ねぎら》いを中心に置きます。本人が病気のことを認めていなくても、初期はそれはそれでいいわけです。自分を病気と思わない病気ですから。それを「あなたは病気なんだから」と説得しても分かってもらえないことの方が多く、徒労に終わることすらあります。それよりも、最初は、例えば身体の状態で、肌がガサガリになった。髪の毛が抜け出した。背が伸びない。生理が止まった。血液検査したら悪いところがあった。だから、それを良くするために行こう、でいいのです。

加えて、何かちょっと困ったことを相談に行こう、でも構いません。それでも行かなかったら、親だけが相談に行くのも悪くはありません。本人が、嫌だけど通院するならば、何か意味があるのです。本人にとって、母との、その道中が非常に大切なこともあります。一緒に行動を共にするだけで、しゃべらなくてもいい。親子二人が家から病院まで一緒に行くことが、時に他のきょうだいから離れていることが、非常に意味がある行為となります。軽い心身症では、1年大した治療はしなくても母と一緒に通院することで良くなることがあります。摂食症（摂食障害）はもう少し工夫やエネルギーは要ります。一緒に毎回通院するというのは、それはそれですごいことです。本人が嫌でも来ているのならなおさらです。

続けられるということにも意味があります。延々と続いて通院することが、人と人との結びつきを強めます。絆《きずな》が強くなれば、良くなる可能性のある病気ですから、お母さんのみで受診するのも、家族会にずっと参加して関わりを持っていくのも、非常に意味があります。

Q6 摂食症（摂食障害）に対する文化的、社会的影響には、どんなことが考えられますか？

A マスメディアの影響は強いといわれています。

摂食症（摂食障害）は複合的要因で発症するといわれています。生物学的因子、心理的因子などさまざまなものが指摘されていますが、文化的、社会的因子も摂食症（摂食障害）の発症、継続に関係する重要な要因と考えられています。

その理由として、第一に、若い女性に圧倒的に多いこと、第二に、欧米、日本に多く、発展途上国には少ない——最近は少しずつ増加しているといわれているようですが——ことが挙げられます。そのため、摂食症（摂食障害）は文化結合症候群や文化変化症候群の範疇《はんちゅう》に入るといわれています。日本においても、終戦直後の、貧困や、食物が乏しく、生きていくだけで精一杯の時代には、拒食や過食は存在していなかったようです。食糧が十分行き渡るようになった頃から女性雑誌にダイエット記事が掲載されるようになり、ダイエット本も出版されるようになりました。その傾向は現在も続き、毎年夏前から、テレビ、女性週刊誌、ファッション雑誌などのマスメディアではダイエット特集を行います。時期を問わず、異常にやせた女性がもてはやされ、痩身《そうしん》・美容関連記事が頻繁に掲載されています。このような社会的やせ礼賛《らいさん》が摂食症（摂食障害）を増加させている要因の一つと考えられます。実際、外来受診される患者さんにも影響を受けた方が多くいらっしゃいますし、「やせていることが良い」という価値観を幼い頃からすり込まれた方もいらっしゃいます。母親がダイエットをして、子どもにダイエットを勧める例すら見られます。学校社会では、陸上部などの運動部で記録を伸ばす、試合に勝つ、というために頑張って体重を減らし、摂食症（摂食障害）を発症した方も数多く報告されています。

文化・社会的影響として、他にも、女性の社会的自立、高学歴志向と、女性への伝統的なあり方への期待との間の板ばさみ、食事への享楽《きょうらく》的傾向、飽食《ほうしょく》の傾向を挙げる識者もいます。女子高校生や大学生の体型や体重に関する最近の調査によると、彼女らはスリムな傾向にあるのですが、自分たちの体型や体重には不満足で、もっとやせたいと考えているようです。他方、世界的には、やせすぎのファッションモデルが若い女性の過度なダイエットを助長し、健康に影響を及ぼしていることへの対策が必要という議論が起きています。フランスでは、モデルの体重が基準を下回ると、罰金が課せられるようです。米ファッションデザイナー協議会は、栄養士や精神科医などで構成する委員会を設置し、やせすぎモデルを増やさないための指針を発表しています。これらの動きが「やせていることが良い」という画一的な価値観からの脱却につながることを切望しています。社会を代表して意見を述べる立場にいるマスメディアでは、やせの危険性などの正確な情報を伝える必要性、そして学校教育の現場では、小学校の低学年から、やせの危険性を保健授業で繰り返し教えていく必要性を強く感じます。日本摂食障害学会では、やせすぎモデル規制ワーキンググループがやせの危険性を訴え、活動しています。

Q7

遺伝的要因はないのでしょうか？　両親から子、孫に伝わっていくことはありませんか？（子：25歳）

A 遺伝的要因はあるといわれていますが、遺伝子が特定されたわけではありません。子、孫に伝わっていくとは言えません。

摂食症（摂食障害）というのは遺伝的なもの、環境的なものもあるし、その子が持っている生物学的なもの（体質）、体験によるものもあります。社会的影響が大きいといわれています（Q６参照）。遺伝的な点はこれまでにも指摘されてきていますが、環境的な点も見られます。保護者が摂食症（摂食障害）で、子どもがその姿を見て、小学生の時からダイエットすることもあります。私の経験では、子どもの治療中に後にお母さんが摂食症（摂食障害）だと分かったこともあります。お母さんが過食をして吐いていて、お母さんはそれを隠していたつもりだったそうですが、実は子どもは見ており、影響を受けて摂食症（摂食障害）を発症しました。これには、遺伝的要因も少しはあるのでしょうが、環境的要因が大きいと思います。したがって、もし親御さんが摂食症（摂食障害）の場合は、できるだけ普通の食生活を子どもに見せる方がいいと思います。

さらにもう一つ、赤ん坊を産む時について言うと、出産時にものすごくやせていると小さい子が生まれます。そしてお母さんが「自分がやせていたから子どもにたくさん食べさせよう」というタイプと、「子どもが食べて太ったらかわいそうだ」というタイプに分かれがちです。

お母さんが精神科と産婦人科の両方にかかっていたら、病院でお母さんにいろんな指導をしてなんとか持ちこたえるのですが、お母さんが病院にかかっていないと子どもはずっとやせているか、逆に丸々と太っているようになっていきます。母親がやせすぎていて低出生体重児を出産すると、子どもが中年になって肥満になることが報告されています。遺伝的要素もありますが、むしろ環境的要因に気をつけた方がいいと思います。環境を良好に保つ、栄養バランスの取れた適量の食事、子どもに優しく温かく接して話を聴いてサポートすることなどが望まれます。

Q8

やせているとき、本人にやせていると言ってもいいでしょうか？　身長154cmで体重36〜37kgです。一番やせていたときに比べ、少しぽっちゃりして元気そうに見えてきたことには親としては満足しているのですが、本人は脚が太く感じるようです。「太くなった？」と聞かれるのですが、別に太くなく、一般的には細いと思います。ですから「太くないよ」と言いますが、本人はあまり納得していない様子です。どのような受け答えをしてやるのがいいのでしょうか？（子：17歳）

A　つらさを汲《く》みながらも、正直にやせすぎと言ってあげるのがいいでしょう。

身長154㎝で体重36㎏でしたら全然太くないですから、太いと感じるつらさを汲《く》みながら、正直に太くないと言い続けるのがいいと思います。以前の健康な頃の身体のことを覚えているかと問うと、たいてい覚えていないのです。そのため、健康なときの身体の状態を説明し、本人が太く感じていても体重が少ないときは、「太くないよ、むしろ細い」「細すぎる」と言ってもいいと思います。「でもまだ焦らないでいいよ、ちょっとずつでいいから身体を良くしていこう」と言い続けます。

●自分のことを太っていると思っている例

やせている間は、歩いていて、太ももにすき間があるから両太ももが全然触《ふ》れないのです。「少し体重が増えてきて太ももが触《さわ》りだした」「触れ合って醜くなった」と何回も言って大騒ぎする子もいます。この場合、両方の太ももが触るのは健康的なのだという話を何回も伝えていきます。特に膝《ひざ》から下の筋肉と骨は、前から見ると普通は筋肉のほうが骨より少し出てちょっと高く見えますが、やせていると骨のほうが少し高くて、指を触れると、先に骨が触ります。

食への不安と行動に関する質問

Q9

最近、食べ物のカロリーのことと、太ももの太さが気になるようです。私（母）といると、「太った？　太った？」とたびたび聞いてきます。確かに一番やせていた時に比べると太りましたし、脚もポッチャリしていますが、「大丈夫、いい感じ」と言っても本人は納得しません。納得させるのは無理だと思いますが、どのように受け答えすると本人は気が楽になるのでしょうか？（子：14歳）

A

「大丈夫、いい感じ」と言い続けましょう。

ずっと同じことを聞かれるため、答える側の気が楽になるというのはなかなか難しいようです。しかし、「大丈夫、いい感じ」とずっと言い続けることが大事です。本人が「太った？

太った？」と聞いてきたときには、同じことをずっと言ってあげるということが鉄則です。そこを変えると、「この前はこう言ってたじゃないか」とつっこんできます。脚の太さというのは遺伝による要素が大きいため難しい問題ではありますが、これを言うのは酷《こく》なので、「大丈夫、いい感じよ。お母さんもこんなだけど気にしてないよ」と言ってあげる。本人は「お母さんはお母さんだ」と言ってくるかもしれませんが、「大丈夫、いい感じ」とずっと同じことを言ってあげると、少なくとも大きな情緒の揺れは防げます。そのうちに、本人が良くなって割り切れるようになったら言わなくなる時が来ます。

Q10

食べなければいけないと本人は理解できているのに、どうしても食べられません。常に過食になったらどうしようという不安があるようです。不安を取ってやるにはどんな声かけがいいのでしょうか？（子：17歳）

A

大丈夫と言ってあげましょう。そして、食べ方の工夫をしましょう。

摂食症（摂食障害）の命題の一つです。過食になったらどうしようという不安は誰でも持ちます。一つは過食にならないような食べ方ができるかどうか。すなわち、ゼロ近くまで量を減らさずに、その子にとって適切な量を三食なり四食なり、規則正しくリズムを取って、ゆっくりと味わいながら食べられるかということです。ゆっくり味わいながら食べると、過食はかなり防げます。もう一つは、過食になっても大丈夫だと思えるかです。なかなかそう思えないのですが、過食になり吐かずに済んだら治りやすいのだ、と思えるかということも重要です。

過食の時期が来ても、それを続けていけばどこかで過食は治まってきます。ですから過食になった時には、「大丈夫」と周りが言ってあげて、食べていてもいいのだということを伝え、コンスタントに食べてもらうことが一番良いです。そのために体重が結構増えますが、それを耐えて食べ続けていくと過食は良くなります。摂食症（摂食障害）も良くなります。しかし、その時の不安感、焦燥感、イライラ感というのは並大抵のものではないので、しばしば暴れたり、無茶苦茶なことをします。その時に親御さんが耐え抜けるかどうか、というのも重要です。「虹の会」でも外に飛び出たとか、家の中の物を壊したとか、母親を殴ったとか、いろいろな話がたくさん出てきました。摂食症（摂食障害）が良くなってくると過食は良くなる、無茶な行動は改善するというのが皆さんの経験です。

過食になった時でも、吐いたり緩下剤《かんげざい》を使ったりすると長引きます。治癒まで倍以上か、もっとかかります。吐いたり、緩下剤を使ったりすることによって、胃の中が空っぽになり、空腹感をもっと感じて、もっと食べてしまい、不安がさらに増大します。過食になっても吐いたり、緩下剤を使ったりしないで済むか、というのは非常に大事なことです。過食になったら過食になった状態を続けるというのが大切だとはいえ、その時には、やはり食べる練習が必要です。過食を防ぐのと同じように、

①三食か四食きちっと食べる
②ゆっくり食べる
③味わいながら食べる

を続けることです。その時に一食でも抜くと、また過食になります。食事を抜かずに辛抱できるか、です。

「虹の会」に以前参加されたあるお母さんは、自宅で子どもさんの手を2時間くらい握って、辛抱したといいます。治りたい気持ちの強い方には、支援がしっかりなされた場合、最後には割り切ることができ、不安は軽減します。緩下剤などを結構使っていても、そのうちに、こんなことをやっていてもしんどい、やってられない、という気持ちになってきます。そのうち使わなくなって、最終的に良くなってきます。早めに不安が軽減すればそれだけ早めに回復しま

す。年数がかかる場合もありますが、40歳くらいで最後は諦めて、過食・嘔吐をやめて回復した例もありますから、諦めないことも大切です。

Q11

本人は自分の部屋で、一人で食事をしています。一緒に食べたらと誘うのですが、「置いといて」と言われ、家族と一緒に食べようとしません。なんとかしたいのですが、良い方法はないでしょうか？（子：18歳）

A

一人で食べるのも悪くはありません。誘い方にも工夫が必要です。

ある程度食べていて、重症でなければ、本人の独立性を認めて、「置いとくよー」というふうに、明るく言って置いておくのがいいでしょう。そうしながら、「これ美味《おい》しそうよ、一緒に食べない？」「食べようよ」とそれとなく自然に言うのはたまになら良いと思います。発病初期や、ものすごく調子が悪い時に何回も言うと、「この親、まだ私の気持ちが分からないのか。嫌味を言って、デリカシーに欠ける親だな」と思われるのがオチなので、そういう時は言わないようにしましょう。本人に「置いといて」と言われたら、「また置いといてだなんて……」と否定的に捉えるよりも、「ＯＫ、置いとくよー」と返し、それも明るい感じで言う方がいいですね。それで時々「今日これ美味しいよ」などと言いながら、食事が楽しいんだ、食卓を囲むのが楽しいんだという雰囲気を醸《かも》し出します。ダイニングルームに入りやすくなるような言葉かけをすることとです。毎回毎回「置いといて」と言われたとしても、そのたびに「置いとくよー。今日は旬の焼き茄子《なす》だよ」というように明るく言うのを続けていくことが大切だろうと思います。そうしたらひょっと出てくることがあります。

ある日、突然ひょっと出てきた時が非常に重要です。食べることで精一杯な時に、本人の気持ちを汲《く》めず、あれやこれやと話しかけると、再び出てこなくなります。例えば、その時はちょっと少ないなと思っても、本人に任せるのが良いようです。親はちょっと欲が出ますから、ついついご飯をいつもよりも少し多めに入れちゃうようなことをすると、まだ分かってないなと一人に戻ります。一緒に食べだしたらだんだん問題なくなってきます。一緒に食べるのは怖いんです。食べているところを見られますからね。身体のことを見られるから嫌だという気持ちもありますが、食べ方を見られるのをものすごく嫌がるんですね。たいてい最初は小鳥食い＊をして、ごく少量を一口ずつゆっくり食べたりしますので恥ずかしさもあります。過食期に入

＊小鳥食い：ごく少量を一口ずつゆっくりと食べること。

ると食べるスピードがすごく速くなりますし、食べ方がきれいでなくなりますから、食べるところを見られるのに恐怖感を持ちます。恐怖感を避ける意味で、一人で食べたいということもあるんですね。だから家族も一緒に食べると、緊張します。ついつい気になりますが、「今日のお魚は旬で美味しいね」などと言ったり、日常の楽しい話題を入れたりしながら食事をして「ごちそうさま」みたいな感じで終わる方がいいですね。その子の食べる様子を気にしすぎて、「食べないな」と思っただけでその気配にその子が気づき、出てこなくなります。食べているときに、みんなから睨《にら》まれているとか、じろじろ見られていると感じやすいので、いかにそうではないと思わせるかが大切です。見ていないかのように接するためには工夫や練習が要ると思います。一緒にテレビを見ながら食べるのも悪くはありません。

Q12

「食べなさい」「もっと食べて」と何回も言ってしまうのを反省して、言わないことにしました。すると、言われないからといって、本人はよけいに食べてくれないように思います。どう接していったらいいでしょうか？（子：12歳）

A

本人の苦労を感じ取り、支援者と相談して食事量を決定して応援しましょう。

親としては、どうしても、「食べなさい」「もっと食べて」と言ってしまいがちですが、「しんどいのに、よく食べたねー」という労《ねぎら》いの声かけの方がいいようです。体重の減少が止まらなくなれば、病院の関与が必要になってきますが、体重が減らずに、そこそこ毎日の生活がやれていたら、「本人なりに苦労して、もがいてるんだ」「心の中では食べたい気持ちがものすごく強いけれど、食べられないんだ」というように親が思って見ている方がいいでしょう。

食べることに関しては、病院にかかっていたら病院のドクター、看護師、管理栄養士、心理士（公認心理師、臨床心理士）など支援者と話し合って、食事量を決定して食べる練習をします。練習は、親御さんが支援できるなら、支援した方がいいようです。親御さんの支援により、全然食べなかった方が食べるようになったことがありました。その方は、お母さんが差し出したスプーンから食べるようになりました。続けるうちに、食事量も増え、体重が増えてきました。本当に赤ちゃんみたいに母親が差し出したスプーンから食べました。本人が食べるという意思を示したときに、本人に合った支援をするのが良いようです。

どうしても食べない、食べられないときは入院、と覚悟して接しましょう。

家族療法としてのFamily Based Treatment（ＦＢＴ）は、専門家のアドバイスを得て、保護者が再栄養と体重回復の責任を負います。この方法は、世界的にも効果が認められた治療法です。日本でも実施医療機関が増えてきています。

Q 13

脅し文句を言わないと食べられません。脅すのはネガティブですが、ポジティブな言葉が効かないので仕方なく脅して食べさせます。これでいいのでしょうか？

（子：14歳）

A

諦めずポジティブな言葉を増やしていきましょう。

最初のうちはどうしてもそういう形になりがちです。そのうち、脅し文句でも食べなくなることもあります。「ちゃんと食べないと、どこにも連れて行かない」「食べないと〜してあげない」という言い方ではなくて、ポジティブな言葉を少しずつ入れながら、「食べてライブに行こう」「入院しないために食べていこう」「こうやって良くしていこう」というふうに変えていく必要があると思います。最初はどうしても行動制限をかけて、やらざるを得ないところがあるのですが、最終的にはポジティブな方向に、「こんなことがしたいから良くなりたい」と本人が思える方がいいのです。「こんなことがやりたい」というものを見つけていく共同作業が要ることがあります。

Q14 食べなくなって衰弱した場合、どの時点で救急車を呼べばいいですか？

（子：18歳）

A 主治医と救急車を呼ぶ基準を決めておきます。

まれにいくところまでいってしまうことがあります。どういう時に救急車を呼ぶかというのは主治医との間で決めておく必要があります。近隣の救急病院にすぐ連れて行くのが一般的ですが、意識レベルが落ちて危険な状態の時には、救急車が必要です。筋力が落ちて立てなくなった時は要注意です。ふらつき転倒、朝起きてこない、体温や血圧、脈拍が著しく低下した場合も救急車を呼ぶ必要が生じてきます。

私のところで診ていた方が階段の下で倒れていて、そのまま連れて来られたら血糖値が測定できないくらい非常に低かったことがあります（通常は100 mg/dLくらいです）。呼吸筋の働きが弱くなり、呼吸をほとんどしていないときは確実に救急車を呼ぶべきです。

Q15

外食に行くのは食べる練習になると聞きました。その時によって違いますが、本人の機嫌が悪くなったらなかなか選べないことがあり、めったに外食に連れて行かないのですが、もっと行った方がいいでしょうか？（子：17歳）

A

外食をうまく利用しましょう。

摂食症（摂食障害）のお子さんは、最初はみんな外食は苦手です。人から見られるし、食べないといけないというプレッシャーもあるため、たいてい行きません。本人が外食に行きたいというのは悪くないことです。外食に行くことは、一歩前進であることが多いのです。

しかしながら、本人が行きたくないのに親が無理やり連れて行くのはもちろん良くありません。ある例では、お父さんに「おい、これも食べな、これも食べな、これも美味《おい》しいぞ、この蟹《かに》美味しいぞ」と勧められて、食べる気をなくした子もいました。

外食に週2回行って、そこではきちっと食べる子にとっては外食の方がいいでしょう。ある事例では、本人の希望で上品な街の欧州料理店に毎週連れて行く家庭がありました。本人はそこだったら楽しく語らいながら完食するとのことで、「本当にいいんですよ」とそのお父さんがおっしゃっていました。結局その子は欧州に行って、地元の人と結婚して子どもが今2人いて元気にやっています。「欧州料理は贅沢《ぜいたく》だからダメ」と父親が言っていたら、そうなっていなかったと思います。「お父さん、この国のディナーは少量の料理が少しずつ出てきますからいいですよ」というアドバイスには意味があったのでしょう。食べられる物を食べる方針は悪くありません。

外食は良いのは良いのですけれど、選ぶのは苦手だし、急に本人の機嫌が悪くなることもあり、そこを耐えないといけないから親はつらいですね。行く前に何を食べるか決めていく方が楽なようです。

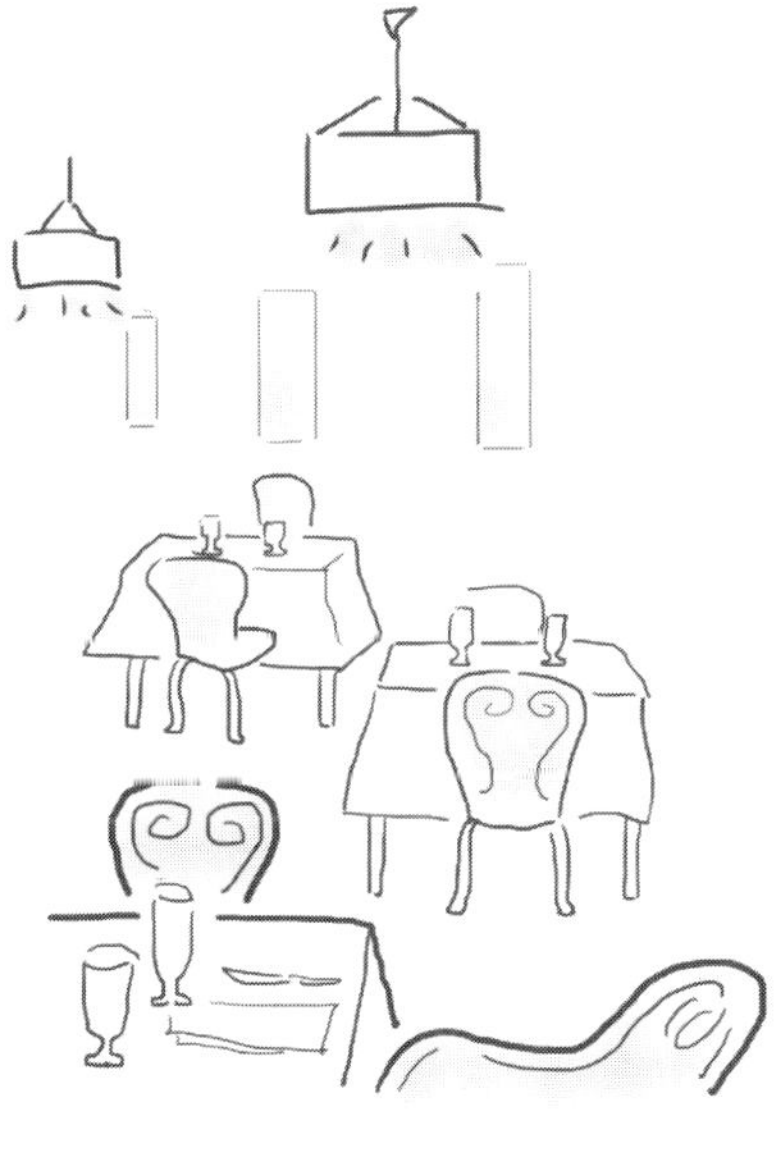

過活動に関する質問

Q16

本人は常に何かしていないと落ち着かないようです。一日中歩き回るので付き合わされる私も疲れ果ててしまいます。本人が納得するまで付き合った方がいいのでしょうか？　夕方、私が少し横になっていると、そんな母親の姿にイライラしているようです。「自分と母親とは違う」と考えられるようになるまで、もう少し時間がかかるでしょうか？（子：15歳）

A

丁寧に接していけば、分かり合える時は来ます。

摂食症（摂食障害）の一症状で、過活動という症状が影響していると思います。これは身体活動だけでなく、脳内活動、すなわち頭を働かせることにも影響します。常に面白いもの、刺激になるものを求めているところがあって、それがないと不安になります。常に何かしていないと、充実していないと落ち着かないようです。

しかしよく考えると、人間というのは常に充実しているわけがなく、むしろ通常は平凡で淡々とした生活を送っています。朝起きて、朝ご飯を食べて、掃除や買い物をして、あるいは学校や仕事に行って、皆が帰ってきて、晩ご飯を食べて、お風呂に入って、寝るといった生活パターンはむしろ普通です。本来、生活とは退屈そのものです。その退屈さを退屈に感じないでいるから生きていけますが、摂食症（摂食障害）の方は「平凡な生活」を退屈に感じます。平凡拒否とか平凡嫌悪の症状があります。通常だと淡々とやることは悪くはないのですが、摂食症（摂食障害）の方は「淡々と生きる」「平凡に生きる」「ゆっくりする」がつらく、良くないもののように感じます。平凡なのもそれはそれで良いものと感じることができるようになれば、半ば摂食症（摂食障害）が良くなったようなものです。そのためにはある程度の量を食べ、体重もある程度増える必要があります。体重が増えてもいいのだ、これでいいのだというところに落ち着いたら、「体重が増えてもいいということ」は、「動かなくてもいいということ」ですので、あれこれと追い求めなくてもよくなっていきます。動き過ぎることへの対策をいくつか考えてみましょう。

❶ 納得いくまでいったんは付き合う

身体の状態がある程度落ち着いていれば、疲れない程度に付き合うのがいいでしょう。常に面白いものを見つけないといけないので、精力的に動きます。それに対し、付き添いの親が疲れないように親がまず体力をつけていただきたいと思います。たいてい親の方が先にダウンしてしまうことが多いので、「納得するまで付き合った方がいいのでしょうか」という問いへの答えは、「体力をつけましょう」ということになります。親としては動じず、今日もよく歩いたけど大丈夫だったね、と言えればいいですね。

❷交渉し、契約を結び、実行する

「契約を結ぶ」というのも有効です。なかなかできないかもしれませんが、「付き合うから途中で10分休憩を何回かちょうだい」といった交渉をし、契約する。それを実行する。例えば公園のベンチで座って（本人は立っているときが多いでしょうが）、青空であれば空をじっと眺め、「青い空が広がっているね！　今日はいい天気だね」と呟《つぶや》くなど和やかな雰囲気になるよう心がけましょう。

❸少し距離を取って、容認する

何かしていないと落ち着かず不安というのに対しては、「よくやってるね」くらいの気持ちで見ていればいいのではないかと思います。親まで一緒になって「大丈夫かな」と思わず、「よくやっているね、あなたも大変ね」と言ってあげる方がいいでしょう。嫌な顔をされるかもしれませんが、「よく頑張るね」くらいは言ってもいいと思います。

❹母は母、自分がポジティブに過ごす姿を子に見せる

母は母で「私はこれでいいのだ」というふうに自信を持って休んでいる方がいいと思います。母親が遠慮しながら休んでいたり、休んでいる母親が心地よさそうに見えないと、本人はさらに頑張ってしまうので、親が手本を見せて幸せそうな顔をして休む、寝る。これが一番だと思います。そうすると、子どもも少し休めたほうが幸せだと気づくようになります。

10分休むときにも、「あーしんどかった」ではなく、「あー気持ちいい」とポジティブに表現する方がずっといいです。ポジティブに寝る、ポジティブに休む、そして「今日も一日ショッピングに行こう！」と、どうせやるなら楽しくやった方がいいと思います。どうしても真面目に対応を考えてしまいがちになりますし、真摯《しんし》な対応というのはそれで意味がありますが、それだけだと長続きしません。3カ月で良くなる病気であればいいのですが、そうではありません。5年10年と続くときもありますから。

Q17 うちの子は14歳の女子です。寝る前に過活動になり、筋トレ、柔軟体操が止められないのですが、どうしたらいいでしょうか？

A 適正カロリーの摂取と体重増加で改善していきます。

この年齢ならば、適正なカロリー（2300キロカロリー程度）摂取をすることで過活動が改善する可能性が高いと思います。

①標準体重の90％、適切な摂食量であれば改善します。
②睡眠の薬を服用することで早めに休みます。寝る前の過活動の改善が見込まれます。
③母に手を握ってもらって動くのを辛抱します（30分）。
④母と一緒にゆっくり散歩をする（ゆっくりの感覚を身につける）ことを提案します（30分歩いては休み、深呼吸をする。その際、息をゆっくりと吐く方を中心にする。例えば、2秒吸って5秒吐く）。
⑤血液検査をしてCK値（クレアチンキナーゼ：筋肉に含まれる酵素）をモニタリングし、動き過ぎた結果の筋肉崩壊の状態を客観的に把握します。

⑥本人は頑張っていることを自分自身に言い聞かせ、焦りを減らすことを試みることで改善を図ります。

これらを実践して改善した方も結構います。

Q18

食事量の変化（少量から大量へ）に関する質問

たくさん食べてしまうわが子に「食べたいときは食べたらいい」というアドバイスで治まっていくものなのでしょうか？（子：23歳）

A

食べたいときに食べるのは悪くありませんが、基本は、一日三食ゆっくり味わいながら食べることです。

摂食症（摂食障害）のどんな時期でも「食べたいときは食べたらいい」は適切なアドバイスです。一時期、過食は止まらないことが多いのですが、止まらないことを非常にネガティブに捉えている人に対しては、「そばにいるから、まず食べよう」という声かけは悪くはありません。たくさん食べる日があっても、一日3回から4回は、味わいながらゆっくり食べるというのが基本戦略です。それを続けていくと、治まってきます。食べることに対して罪悪感を持たない感覚を育てることです。それには作戦を立て、「たくさん食べるのは土曜の晩だけにしよう」とか「週3回にしよう」など、食べることをまず認める、過食を認めちゃう作戦がいいと思います。本人もそれで「あ、たくさん食べてもいいんだ」と思えてくれれば成功です。続けていけば、「自分がしんどいからほどほどに」とか、「その日だけにしよう」といったことができるようになってきます。そうなると、たくさん食べることも治まってきます。

Q19 食事の量が少ないまま病気が治る人はいるのでしょうか？（子：15歳）

A 残念ながら、いません。

これは一言で言えます。残念ながら食事量が少なくて治る人はいません。食べないと良くならない病気で、食事の量が少ないまま治る人はいないと言っていいでしょう。早期に発見され、早期に食べるリハビリ（徐々に食べる量を増やす練習）が始められ、順調にリハビリが進めば適量を食べることができるようになります。

低栄養が長期にわたって続けば、どこかで脳が飢餓状態に耐えられなくなり、食べる量が増えてきます。その増えだした時点で、本人は勇気を出して食べ、家族や治療スタッフはそのつらさを汲《く》みながら、みんなで支えられるかがカギです。少しずつ増やしていけるよう、周りの協力が得られると一歩ずつ乗り越えていけます。

Q20 過食期とはどんな時期ですか？　拒食の後、必ず過食期が来るのでしょうか？（子：12歳）

A 過食期とは、回復に近づく時期です。過食期が来ない人もいます。

過食期といっても、その人にとって多く食べていると感じている時期と、摂食量が客観的に著しく多く、コントロールできない過食の時期とは違ったものと考えた方がよさそうです。標準的な量を食べていても、本人にとっては過食期みたいなもので苦しいのです。支援者は食べているからと単純に喜ぶのでなく、食べるつらさを汲《く》み、温かく見守ることができると、本人の「分かってもらえている」という気持ちが増強され、回復への道が近くなります。

過食期が来ない人もいます。早めに発見され、支援を受けた場合、回復過程で、過食期の来ない人はかなり軽い方だと思います。食べない時期があまり長くなく、全く食べられないわけではなく、最初から1500キロカロリーなり結構食べられる方では、過食にならないこともあります。年齢が低い方が過食になりにくいようです。年齢が上がれば上がるほど、そして、低栄養の期間（食べない期間）が長ければ長いほど過食になる可能性が高くなります。ただ、ずっと低栄養の方はいらっしゃるのですが、低体重のため生活が制限され、かなり生きづらい人生を送ることが多いようです。

Q21 過食になる理由は？（子：14歳）

A 食べない時の反動が多いようです。

なぜ過食になるのかと言うと、食べない時期が長ければ長いほど、脳の摂食に関する部位が、相当我慢させられることになります。その部位が我慢できなくなり、爆発して過食になります。できるだけ早い時期に十分食べることができるようになると、我慢しすぎずに済むことにより、過食にならないこともあります。

そして、年齢が低い方が、過食になりにくいのですが、それは周りのみんなが関わって、本人との対立も少なくて、みんなから分かってもらえたという感覚が早く得られるからでしょう。年齢が高くなると、周りから分かってもらえるという感覚が得られるまで、かなり時間がかかります。親はだいぶ分かったつもりでも、本人の分かってもらえていない感覚が、長く続けば続くほど、つらさが大きくなり、過食になりやすくなります。

Q22 拒食から過食へ変化するときに何かサインのようなものはあるのでしょうか？（子：12歳）

A サインはあります。

拒食から過食へ変化するときにサインはありますが、それに気づけるかどうかです。

サインの一つとして、「食べるのが速くなること」が挙げられます。その時にゆっくり食べる練習をすることが過食の予防、過食からの早期の回復につながります。

問題は食べるスピードが速くなって過食になって、「ああ食べ過ぎた、もう食べたらダメだ」と思ってしまうことです。食べ過ぎた後の拒食、これが一番つらいパターンです。治っていく過程で、諦めて食べる、もう仕方ないと割り切って好きな物を食べるのが一番いいですね。そうするとどこかで普通に戻ってきます。

また、イライラや焦りが増え、その結果、イライラや焦りを和らげるために、過食になることもあります。イライラや焦りが見られたときには、それに対するストレス処理の対策が必要になります。自身の状態に気づくためのカウンセリング、気づいた後のストレス処理のためのカウンセリングは有効です。

Q23 過食期の対応はどうしたらいいでしょうか？（子：12歳）

A つらさを汲《く》み取り、相談していきましょう。

過食期の時点で、適切に親や周りの人がうまく対応できればそこで止まります。しかしながら、食べ始めた時、過食になった時、本人は苦しくつらいのです。食べ始めたことで親が喜び過ぎると、つらい状況を親に分かってもらえていないと本人は思います。そして、分かってもらえないことがストレッサーになり、過食が続きます。

したがって、過食になり始めた時、神経性過食症になる前に、病院を受診でき、本人も過食期から脱却したいと訴え、支援者としっかり話し、手段を相談し、実行すると、神経性過食症に移行しません。薬が一時期効く場合もありますから、その時に薬を服用すれば早く改善します。本人が、過食を恥ずかしいと秘密にしたり、問題と捉えていなかったりすると、過食期の期間が長くなります。本人が過食を問題にしてつらさを吐露することができれば、そこに対してどう対策を練ろうかということで、家族で話し合うことができ、医療の場でも話ができます。そうすると保護者や病院スタッフなどの支援が得られます。それによって過食期が短くなり、神経性過食症にならなくて済むこともあります。

過食を始めた頃、過食期に入った時が実は一番の勝負時です。良くなる方向に行くか、まだ長く続くことになるか。過食期に入ったときに、いかに保護者として、その子のつらさを感じ、そのつらさをなんとかみんなで解決しようという形で話し合いの場に持っていけるかどうかが大切になります。そこを本人が秘密にし、保護者も秘密にして、秘密にしているあいだに過食期が進むと、そのまま神経性過食症になり、適切な対策を取るのが遅れます。また、適切な対策を取るまで時間がかかればかかるほど、体重の増えない、過食・排出を伴う神経性やせ症（過食・排出型：ＡＮＢＰ）になる可能性が高くなります。

Q 24

過食期に回復のためにできることとして、どんなことがありますか？

（子：14歳）

A

ゆっくり味わいながら食べましょう。食べた後に軽い運動をしましょう。

❶ゆっくりと味わいながら食べる

少量しか食べられない時は、食べるのにすごく時間がかかります。味わってもいません。ゆっくりというより、焦っている感じもあります。そんなとき、ゆっくりと味わいながら食べることは、難しいようです。

過食期に入ったときは逆に食べる速度が速くなります。そんなときゆっくり味わいながら食べようとスローガンのように伝え続けます。言い続けていると、どこかでふっと入る（呑《の》み込める、頭に入る）こともあり、そうなると確実に良くなってきます。

また、健康なときにできていたことができなくなります。食べ方を忘れていることさえあります。そんなときにリハビリとして、「ゆっくりと味わいながら三食しっかり食べよう」と励ましていきます。

❷食べた後に、軽い運動をする

ほとんど食べられないときも、たくさん食べ過ぎてしまうときも、つい過激な運動に走りがちです。そんなとき、食後しばらくして、家族で協力してラジオ体操などのゆったりとした運動を一緒に行います。一緒に行うのが大切です。一人でやると過激になりがちです。

ゆったりとした体操を毎日行うことで、ゆっくり動く練習になり、ゆったり感を体得するリハビリになります。そうすることにより、少しくらい食べてもいいという気持ちも出て、むしろ過食を防ぐことにつながります。

Q25 過食期が回復する時期には、特徴がありますか？（子：15歳）

A 特徴があります。

小学生、中学生では成長を加味する必要がありますが、高校生以上では早めに摂食症（摂食障害）になる前の体重より少し上か、同じくらいになるまで食べていって辛抱できれば、過食期が良くなってきます。うまい具合に本人も辛抱できて、周りもサポートできて、ちょっと体重が増えて、過食が治まってくるのです。期間は人によって違います。3カ月でよい子もいれば、半年や1年かかる子もいます。1年くらい食べていくと、脳が満足して徐々に落ち着いていきます。そうすると、気持ちも楽になりますし、食べることに関連する症状も改善してきます。それで、たいてい子どもたちは、「もう体重が増えてもいいや、もう仕方ないな」という感じになります。良くなってきた子で少し体重が増えた感じの子たちの多くはそう言います。

Q26 過食症の種類にはどんなものがありますか？（子：16歳）

A 「吐かない過食」と「吐く過食」、「低体重の過食」と「標準体重以上の過食」があります。

過食症には、吐かない過食と、吐く過食があります。また、体重が少ない過食と、標準体重くらいかそれ以上の過食があります。

体重の少ない過食症は、嘔吐したり緩下剤《かんげざい》を使ったりして出す、過食・排出型の神経性やせ症（ＡＮＢＰ）といいます。このタイプは身体の余力がなく、一番危険です。

標準体重くらいを保ち、吐く過食症は神経性過食症（ＢＮ）といいます。標準体重くらいかそれ以上で、吐かない過食症はむちゃ食い症（ＢＥＤ）といいます。

吐かない過食症の方が、吐く過食症より早めに良くなる可能性があります。吐かない過食症は苦しいのです。お腹はパンパンになるし、食べたら止まらないし、体重は増えてくるし、地獄の苦しみです。だから、その地獄の苦しみを耐えることができ、周りが理解し、受け止めることができるかどうかがポイントです。もちろん、基本は、ゆっくりと味わいながら三食きちっと食べ、脳の機能を回復することです。

Q27 なかなか体重が増えないまま維持しています。摂食症（摂食障害）とは必ず神経性過食症を経て治るのですか？（子：16歳）

A 神経性過食症にならない人もいます。

思春期以降でも神経性過食症にならない人もいます。早めに発見され、支援を受けた場合、回復過程で過食期の来ない人がいて、それはかなり軽い方だと思います。食べない時期があまり長くなく、全く食べられないわけではなく、最初から1500キロカロリーほど食べられるとか、かなり結構食べられる人では、過食にならないこともあります。

周りの人たちから「過食期は大変つらいものだ」ということが分かってもらえて「つらいのによく辛抱している、よくやっている」と気持ちを汲《く》んでもらえた上で支援されると神経性過食症にならず回復していきます。食べ始めたときに周りが安心し、労《ねぎら》いの言葉が少なくなると、「分かってもらえない」と思うことが続き、過食が強くなり、神経性過食症になる場合があります。本人にとって苦しさを分かってもらえるというのは絶対必要なことです。

前思春期の子どもなら、ゆっくり味わって食べることを覚えられれば、神経性過食症にならず治る子が多いです。神経性過食症になって、また食べられなくなって、再度神経性過食症になって……を4回くらい繰り返して入院した子で元気に働いている例もあります。本人なりに苦しいけれども学校へ行ける方がいいと思って学校に行き続け、楽しい学校生活を送れれば、神経性過食症にならなくて済みます。学校で「おまえ太ったな」などと男子に言われても「なによ。馬鹿じゃないの」とか言い返せるようになれば最高です。

Q 28

うちの子の過食が始まって7年経ちます。小学校時代から使っている学習机の上、簞笥《たんす》の上、その周りが食べ物に覆い尽くされています。腐らない物ならまだましですが、卵パックが何十個もあり、袋に入った菓子パンもあります。その周りをさらに2リットルのジュースのペットボトルが何十本も並んでいます。私は我慢していましたが、ついに「家を汚くしているのはあなたよ！」と言ってしまいました。いつになればさっぱりとするのか、うんざりします。この状態が解消すれば回復したということでしょうか？（子：22歳）

A

過食がなくなれば、食べ物があふれなくなります。

過食が改善してくると、机や簞笥《たんす》の上いっぱいの食べ物はなくなります。しかしながら、机や簞笥の上の食べ物がなくなったから回復したというわけではありません。あまり親がうるさく言うと隠すようになります。これくらいやるのは親に対する当てつけもあります。もう一つは、どうしようもない自分の状態を分かってほしいのだろうと思います。親としてこの子の苦しさが分かり、声かけのやり方を変えると変わってくる可能性が大いにあります。

腐る物については、どこかのチャンスを狙って、勇気をもって話し合いましょう。その時に「家を汚くしているのはあなたよ！」と非難するような言い方は避けた方が無難です。10代後半で過食になっている子はこう言われたらもっとやります。「卵パックが何十個も、それと菓子パンも長期間置いてあるけれど、それは衛生上良くないし、身体に良くないから、何か方法を考えよう。一緒に考えよう」といったように言葉遣いに気をつけながら話をします。耳を貸さないかもしれませんが、丁寧に話し合う方が耳に届きやすいようです。うんざりするし、頭に来るでしょうが、過食のつらさを汲《く》んだ上で、「過食は正々堂々と少しくらい汚れてもいいところでやろう」と言う方がいいと思います。隠れて過食する方が過食しやすいので、親の提案に乗ってくるかは分かりませんが、本人も親も過食というものを悪にしていると余計にやってしまうものです。親に批判されたら本人は自分を責め、ストレス負荷が大きくなり、隠れて過食をしたり、他の手段として自傷や暴力が出てきたりします。

過食というものがストレス処理に役立ち、そんなに悪いものじゃないということと、本人の過食せざるを得ない苦しさ、過食を止めることができない苦しさ、というのを周りは汲み、分かる必要があります。そして、その苦しみを過食以外の方法で解放できるよう協力していきます。

Q 29

過食・嘔吐に関する質問

本人の今の生活は早朝のバイトに始まり、昼ごろに帰宅し、4時間ほど過食・嘔吐をゆっくり続け、少し昼寝をし、起きたらまた4時間ほど過食・嘔吐をゆっくり続け、寝るのは23時半ごろです。過食・嘔吐の時間を減らせばもっと眠る時間を確保できるのにと思いつつ、どうすることもできません。いつになれば気づくのかと思いながら過ごしています。（子：24歳）

A

過食・嘔吐にも意味があります。他に意味のあるものが見つかれば変わります。

❶儀式的な行動

このように時間帯をきちんと決めてやるというのは儀式的な意味を持っている場合がありま す。仕事をして、帰って過食・嘔吐して、寝て、また過食・嘔吐するというひとつの儀式とな っています。よく話を聴いてみると、そういう人は家の中で他にも儀式的な行為があることが あります。家の中の儀式的な行為を急に変えさせようとすると、本人はパニックになることが あります。そこで、急激な変化を強制するのではなく、少しずつ変わっていくようにするとい いと思います。

仕事が早朝のバイトということですが、仕事の形式が変わるなど、何かの生活パターンの変 化が生じた時にそれまでとは違う変化が起こることもあります。

❷ストレス処理の手段としての行動

過食して嘔吐するという手段でストレス処理を行い、それが習慣化している状態です。それ を修正するには、本人がストレス処理を別の手段でいろいろと試すことができるかがポイント になります。まずストレス処理としてやっているということを認識できれば、いろいろな他の やり方を試して、それによって良い方向に変わっていくことが多いです。「過食・嘔吐が悪い」 ではなく過食・嘔吐でもストレス処理の役に立つと考え、過食・嘔吐を「自分へのご褒美《ほうび》」と捉えて取り組んだ人もいます。ただ、身体的にまいってきますので、このストレス処理の方法を、他の方法に変えることができるのが最終目標です。ストレス処理の方法については、心理士（公認心理師、臨床心理士）に相談するのもいいでしょう。

❸ 依存・嗜癖《しへき》としての行動

儀式的なことと似ていますが、「嗜癖《しへき》」といって依存的になることがあります。それに依存し、そこから抜けられなくなるという状態です。その時は「こんなことをしていてもしょうがない」というような、「底つき体験」を経験して、そこから回復するということになります。

Q30 過食・嘔吐はいつ手放せますか？（子：25歳）

A 過食・嘔吐から離れる環境を見つけていきます。

軽い人は、ちゃんと朝昼晩味わいながらゆっくり、味わって食べるという作戦でなんとかなります。親がそばにいてくれることで過食・嘔吐を我慢できたり、登校することで過食する時間帯を減らせたりします。三食しっかり摂取することや、一時期、入院を利用して過食・嘔吐から離れる環境をつくるのも一つの手です。

過食・嘔吐の一般的な経過は、まずどこかの時点で限界が来て、嘔吐することがしんどくなってやめようかと思い始めるといった変化が起こり、その結果ちょっとずつ体重が増えてきたら、「もう仕方ないか、馬鹿らしくなってきた」と過食・嘔吐のパターンが崩壊することによって良くなるということが多いようです。それまでにかかる時間は人それぞれです。

しかしながら、重症例は、以下のようなときに改善していき、過食・嘔吐を手放すまで、かなり時間がかかります。

①「過食しなくても分かってもらえる」と思えるようになったとき、心の底から自身のつらさを分かってもらえたと確信したとき。

②過食・嘔吐に依存する必要がなくなったとき。生きがいや自信のあるものが見つかったとき。

③「体重が増えてもいい」と思えたとき。――過食・嘔吐の悪循環に陥ったら、吐くことによって脳が低栄養状態になって過食になりやすくなりますから。嘔吐しないで体重が増えてもいいと思ったとき、悪循環から脱却できます。

④ 他に興味のあることが見つかって、「過食・嘔吐なんかして馬鹿らしい」と思えるようになったとき。
⑤ 過食・嘔吐が身体的にしんどくなったとき。
⑥ 一日に、３〜４回しっかり味わいながらゆっくりと食事をとれるようになったとき。

これら①〜⑥は、どれもある日突然生じるのではなく、徐々に出てきます。

実際に外来で、ものすごく重症の人にいろいろと試した後、それでも過食・嘔吐から抜けられないときには、「週に吐く日を決めよう」「火曜日と金曜日にしよう。過食して嘔吐するのを楽しみに、それ以外の日はゆっくりと味わいながら三食摂取しよう」などと提案します。徐々に減らしていき、サラリーマンが金曜日のみ週１回お酒を飲む感じで、週１回の過食・嘔吐になればしめたものです。そうなれば徐々に改善してきます。

ただ、過食や嘔吐をやめることを決心したときに、食事量が減ることがあります。やせてきた場合、低体重・低栄養の治療が必要になります。低栄養状態の結果、反動で過食になることもあります。この場合は、再び嘔吐せず少しずつ食べる量を増やすリハビリが必要となります。

Q31 この病気は食べるのが一番の薬だと聞きますが、食べた後に吐いてしまっても薬になるのでしょうか？　吐いたとしてもほんのわずかでも胃に収めることのできる食事は意味があると思っていいのでしょうか？（子：24歳）

A 胃の中にちょっとでも収めることには意味があります。

一般的には、ちょっとでも食べた物を胃の中に収めることには意味があるといわれています。栄養が少しは摂れ、身体の状態の悪化をわずかですが防げます。

神経性やせ症や神経性過食症では、しばしば食べるのを我慢します。我慢した結果過食になります。その際、嘔吐をしたら、食べたいのを我慢しなくていいわけです。我慢しないで、食べたい時に食べて、吐いて、体重が増えなくて良かったと思い、また食べ、吐く。傍《はた》から見たらもうこれは大変な悪循環です。本人にとっては、食べても太らないし、たくさん食べて満足できるし、吐いちゃえばそれで済んじゃうからいいということになるわけです。このとき、ちょっとでも胃に食べ物が残るのを耐えることができれば、栄養状態をある程度保てて、過食を減らす可能性も出てきます。

しかし、長期に続くと、心身両面でしんどくなりますし、お金がたくさんかかり、ずっと続くとつらく苦しくなってきます。その時の、つらいとか苦しいとかいう思いを素直に言えると周りもサポートしやすくなります。周りがサポートできると変わってきます。「ここは良くなったね」「ここはいいと思うよ」という感じで応えれば、またちょっとずつ変わりますから。きちんと労《いたわ》っていくのがいいようです。

食べて吐くという悪循環に陥ると、長引きます。だから、吐かずにいられたら最高です。しかし、吐いてしまっても胃の中に残っていたらちょっとはマシかと考え、親としては、落ち着くのを待ち、どっしりと構えることです。その時も普通の生活が少しずつ少しずつ増えていくところを支援するのがコツです。

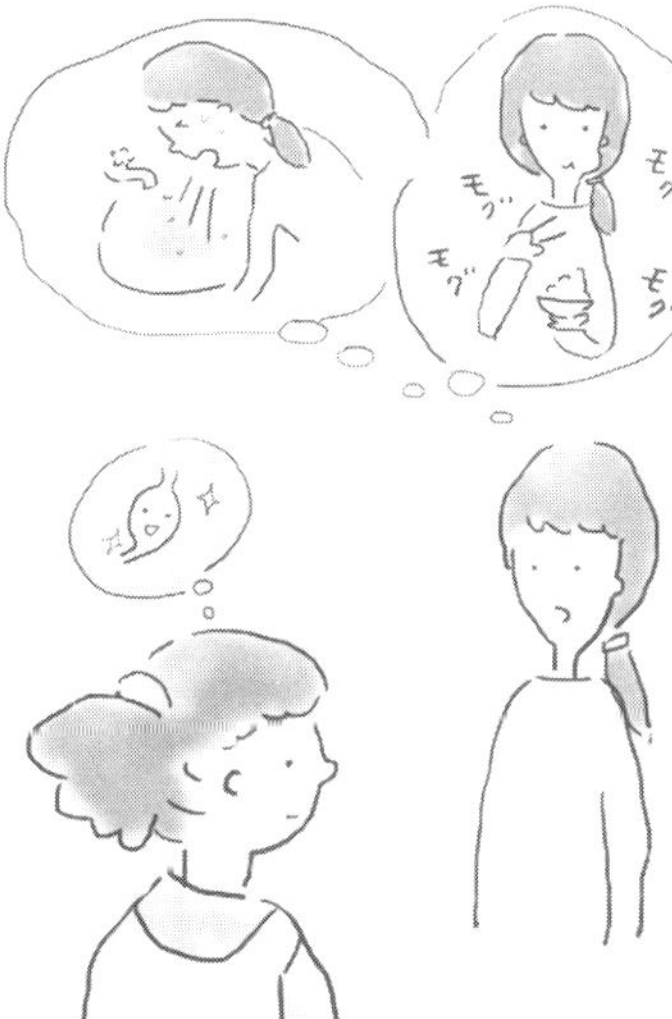

Q32

本人は過食・嘔吐の毎日で心身共にくたくたのようです。ごくたまに（半年に一度程度）完璧な絶食（水も全く飲まず）をするとよく眠れるし、達成感を得られ、体調も良いそうです。毎日欠かさず過食・嘔吐をして苦しむより、たまに絶食を取り入れて体調を調整するのは医学的にみてどうでしょうか？　また、過食・嘔吐の苦しみから解放される方法はありますか？（子：22歳）

A

絶食は勧められません。規則正しくゆっくりと味わいながら食べる方法が、苦しみから解放される道です。

絶食に関しては、きっちりとした成果や学術的に効果があるという証拠は得られていません。しっかりと医学的管理が行われていない絶食は、リスクが高いのは確かです。本人とご両親、主治医と話し合いながらですが、何らかの工夫をされたらどうでしょうか。完璧な絶食で時に睡眠が取れ、達成感を得て体調が良いというメリットはありそうですが、続くと体重減少と低栄養が進み、心身共に衰弱します。過食・嘔吐を続けることにもつながります。過食・嘔吐を防ぐには、規則正しく、ゆっくりと味わいながら食べることが欠かせません。ただ、そこまで達するにはかなりの時間を要します。

Q 33

娘が「過食は減らすことはできると思うけれど、止《や》めることはできないと思う。だから過食をするために仕事をしたい」と言います。娘は「人は誰でも何かに依存して生きているものだ。自分はそれが過食・嘔吐だ」と淡々と言い、どう返答しようかと思いましたが、「過食・嘔吐をしていても幸せに生きていたらいいじゃない」と返しました。娘も納得していましたが、本当に治ることを諦めたのかな？と少し心配です。（子：25歳）

A

本人は治ることを諦めてはいません。一方で、幸せに生きることを勧めるのは良い対応です。

この病気の人は治ることを決して諦めていないのです。諦めてはいないけれど、そこから抜け切れない自分が許せなかったり、つらかったりで、そこを分かってはしいところがあります。

最初に、「過食を減らすことはできる」という娘さん本人の言葉に乗っかるところが一番良いと思います。止《や》めることはできなくても、減らすことはできるというのは、スモールステップですから。「ふ〜ん。そうなんだ。減らすことはできると思っているんだね」と言って、「そこをトライする？」と持ちかけてみてもいいと思います。他のところは、肯定も否定もしないというのがコツですね。

　しかしながら、本当は治りたいと思っている気持ちと、抜けられないつらさを汲《く》みながら、「過食・嘔吐をしていても幸せに生きていたらいいじゃない」と返したのは、決して間違いでもないし、悪くはないですね。そこで、本人が親に分かってもらえたと思えば、だんだん良くなってきますから。一回はこういうことを認めざるえない時もあります。認めるのもいいのですが「減らすことができるっていうのはすごいね」みたいなことは言ってもいいと思います。親は過食・嘔吐を治せないけれども、本人の治したいと思っている気持ちを大切にし、相談に乗ることはできます。

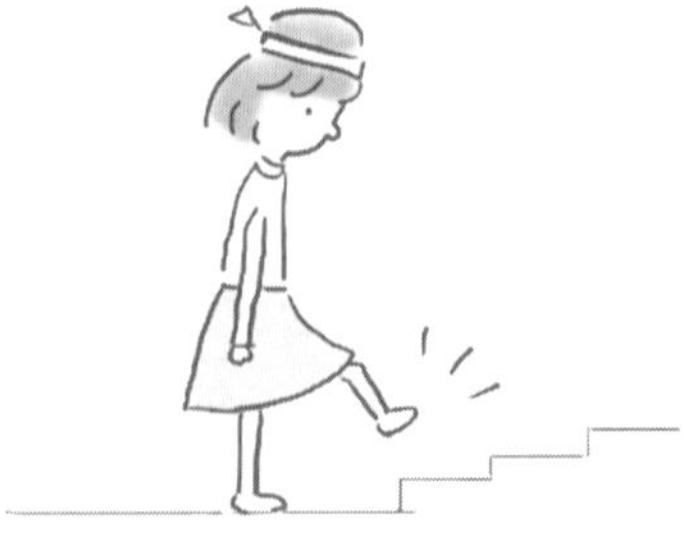

Q34

便秘に関する質問

入院中は少しずつ食べる量も増え、便も便秘薬（緩下剤《かんげざい》）を使わず出るようになり体調も良くなっていたのに、退院すると食べる量が減り、また便秘になって、本人は便秘のことばかり気にしています。親としてはまた悪くなって再入院になるのではと不安です。少しずつでも食べてほしいのですが、どうしたらいいですか？

（子：20歳）

A

水分をしっかり摂り、適切な量を規則正しく食べると便秘は回復します。

❶便秘に関して

便秘を防ぐには食べるのが一番です。これを分かってもらえるまでは相当時間がかかります。「便秘を防ぐには食べるのが一番良い方法なのだ」「食事が最高の便秘薬なのだ」と言い続けることが基本です。とにかくそれを言い続けましょう。元々便秘の人以外、たいていの人はきちっと食べるようになったら便秘は良くなります。加えて、食べながらちょっと身体を動かし、並行して水分を摂ることで効果が増します（成人では一日に必要な水分量は、体重1kg当たり30～40mL、中高生では50mL、小学生では60～80mLといわれています）。水分はこまめに摂る方がいいようです。緩下剤《かんげざい》で下痢が続きカリウム不足になると、便秘になりやすくなります。

緩下剤を使うときは医師と話し合いながら、医師の指導の下で服用する方が適切な利用につながり、将来やめやすくなります。

摂食症（摂食障害）の方にとっても親にとっても便秘は悩むところです。入院中に規則正しく食べることにより、便秘が改善することを学ぶはずですが、退院すると忘れてしまいがちです。支援者は食べた方がいいと勧めても、本人にとっては食べるのは苦痛です。周りはそのつらさを汲《く》まないといけません。つらさを汲みながらも「食べるのが一番いい薬なのだ」と言い続けましょう。緩下剤を50～100錠くらい飲んでいる人がいましたが、摂食症（摂食障害）が良くなると薬が不要になるのを見ると、摂食症（摂食障害）という病気が徐々に改善していくことによって、薬を使う必要もなくなってくるのでしょう。

❷ 再入院に関して

再入院を怖がらないということも大切です。「再入院ＯＫ」「よし、うちの子は5回まで入院してもＯＫ」「10回入院してもかまわない」というくらいの気持ちだったら、もっと便秘が改善します。再入院の不安を親が抱いていると、それを感じ取って、子どもは便秘が悪化しても入院しようとしません。「再入院くらい怖くないわ」という態度で「便秘には食べるのがいいよ」と言うのがいいと思います。親は不安でしょうけれども、どんと構えて、いざという時は病院と組んで入院治療へ持っていくのだという気持ちを持てるといいですね。

Q35

うちの子は食べるようになっていますが、便秘の薬を毎日3錠ずっと飲んでいます。食べているので便秘薬を飲まなくても便が出ると思うのですが、本人は便秘薬を手放せないようです。これでいいのでしょうか？（子：18歳）

A

説明書どおりに服用し、害にならない程度ならいいでしょう。

もともと子どもの頃から便秘の子はいます。腸の働きが悪い子もいて、小さい頃から便秘の薬を飲んでいる子もいます。子どもの頃から便秘の子は、摂食症（摂食障害）が改善しても薬が要りますが、便秘ではなかった子――病気になるまではいつも快便で、毎日便が出ていた子――は食べられるようになると便秘薬は要りません。

したがって、本当はちょっとずつ減らしたらいいのですが、便秘に対して不安が大きいから続けてしまいます。クセになるとなかなか抜けられません。大きな問題が生じた場合、例えば、便秘薬を必要以上の量を継続することにより、下痢が続いて体内のカリウムが下がり、身体に大きな影響を与えるような場合は、便秘薬を減らす必要があります。大きな問題がなく、なんとかやれていたら、しばらく同じ量で経過を見ます。減らし方としては、ちょっとずつ減らしていく方法がいいと思います。飲まなかったら便秘になると思い込んでいる方もいますので、「1錠くらい減らしてもいいんじゃない？」と提案して、本人に勇気を出してトライしてもらいます。その結果、最初はうまくいかない場合もありますが、辛抱して続けていくと、少ない量に慣れていきます。

便秘薬を服用しない習慣をつけるために入院が必要なときもあります。摂食症（摂食障害）が改善してくると、不安が減り、服薬量が減ります。説明書に書いてある、害のない許容量であればそこまで深刻に考えなくてもいいでしょう。安心のために飲んでいて、それが害にならなければいい、というくらいに思っていたらいいかもしれません。

感覚の変化に関する質問

Q36 「エアコン（冷房）が寒い」と言っていつも厚着をしてびっしょり汗をかいています。どういう対応をすればいいのでしょうか？（子：15歳）

A 体重回復が必要ですが、まずは工夫して快適な生活を目指しましょう。

やせてくると暑さや寒さの感じ方が健康なときと比べて大きく変わってきます。暑さや寒さを感じにくくなることもあります。逆に、寒さを強く感じることもあります。この質問のように、「エアコン（冷房）が寒い」と言って厚着をする場合もあります。手を握ったら夏でも冷たいものです。厚着して汗びっしょりなのに、それでも寒いと言われると困惑されることでしょう。摂食症（摂食障害）で体重減少した人は感覚が乱れます。体温を保つ筋肉や脂肪が非常に少なくなります。体温をコントロールする内分泌系、自律神経系が乱れ、月経を起こすホルモンが分泌されなくなります。全ての機能、器官は命を守るためにセーブする形になり、消費エネルギー量を抑えようとします。そのため、体温が大きく下がり、寒さを強く感じるようになります。

食べて、体重を回復することが体内の乱れを戻すなによりの薬です。すぐには体重を戻すのは困難ですので、厚着をするのは、一つの対策として考慮してもいいと思います。

月経に関する質問

Q 37

娘は一昨年《おととし》の7月以来（約2年半のあいだ）生理がありません。早く治療した方がいいでしょうか？（子：17歳）

A

本人の気持ちをよく聞いて話し合い、主治医と相談しましょう。

早く治療した方がいいのですが、難しいこともあります。本人に受け入れができていない時にやっても無理なこともあるのです。本人がそろそろ生理があった方がいいなと思い始めていて、低栄養状態から脱却して、肝機能や他の臓器障害がなく体重も標準体重になったら、治療をスタートした方がいいと思います。本人がまだ生理があることに拒否的で、体重も少なくて、肝臓の機能の障害などがある場合は、もうちょっと待つほうがいいというのが現時点での見解です。しかしながら、将来の骨粗鬆症《こつそしょうしょう》を予防するために女性ホルモンなどを服用するのは悪くはないという見解もあり、議論の分かれるところです。産婦人科医には、早くから治療するのがいいと言う人と、待った方がいいと言う人と、両方います。摂食症（摂食障害）に関することをよく知っている産婦人科医は早く治療した方がいいと言う人が多いようです。生理のない期間を考えますと——年齢にもよるのですが——、本人がもうそろそろと思って、そこそこの体重に戻ってきつつあるなら治療した方がいいでしょう。主治医とよく相談してください。

Q38

気分の変動が激しく、特に生理前になると落ち込むようです。どのように関わってあげるのがいいでしょうか？（子：20歳）

A

話を聴く時間をつくります。婦人科での相談も考慮しましょう。

身体のリズムは精神状態に影響します。特に月経前困難症（月経前症候群：ＰＭＳ）になるタイプでは、重症の場合、大暴れして家の中の物を壊す人もいます。身体のリズムをつかんであげるのも大事だと思います。それに対して分かってもらえた体験があれば、他の部分も良くなっていきますから、よく話を聴いて不安定な部分を受け止めるというのが一番いいのでしょう。薬物療法の効果があることもあります。婦人科での相談も必要です。

Q39

娘は生理が再開した自分の身体を忌み嫌い、「私は男でも女でもない、自分の身体を見たくない」「子どもを産んだら赤ちゃんにお母さんを取られる」などと言います。娘が生まれてきてくれたことがかけがえのないことで、私（母）が「この世にいてほしい、大事だから」と言っても、本人は「いやー」と取り合いません。大人の健康な身体、女性の身体は素晴らしく大切なものだということをどのように伝えるのがいいでしょうか？（子：19歳）

A

「あなたが一番大事」と言い続けましょう。

お母さんの言うとおりで、健康な身体の素晴らしさ、大切さについて折を見て伝えていくのは必要だと思います。小児病棟に入っている子どもたちは、健康的な看護師を見て、それを見習って良くなってくることもあります。「健康でいいんだ、みんな楽しそうに仕事をしている、それでいいんだ」と感じていたりします。誰でも、小さい時に、女性の方が損だといったことをしばしば聞いていたら、女性性を否定しやすくなります。神経性やせ症の人では自信のなさが女性性を否定することに結びついている人もいます。「私、男でも女でもない」と言う人もいます。「自分の身体を見たくない」などというのは、やはり神経性やせ症で体重が増えてくる時が多いようです。

このケースの場合、本音は「私が子どもを産んだら赤ちゃんにお母さんを取られる」というところにあると思います。自分が子どもを産んだら赤ちゃんにお母さんを取られる。お母さんに自分をかわいがってほしい、大事に思ってほしい。でも赤ちゃんにみんなの目がいって、私のことなんかもう見向きもしなくなるのではないか。そういう不安があるんですね。他にきょうだいがいても、「お母さんは自分のことを大事に思っているんだ」と本人が思えるようになることが大切です。お母さんはあなたのことを大事に思っていると伝え続けることが大切です。本人が「お母さんは大事に思ってくれている」と芯《しん》から思えてくると、親から離れていけます。

これは、摂食症（摂食障害）でなくても、一般的な家庭の中でもそうなのです。「自分はこのうちで大切な子なんだ」ということがきちっと分かって、親に愛されている自信があるから出て行けるのです。本人が子どもを産んだら赤ちゃんにお母さんを取られるというのは、ものすごく意味深い言葉なんですね。本人のつらい気持ちを理解してあげて、「赤ちゃんが生まれてもあなたを一番大事にするよ」というような気持ちで接してあげたらいいと思います。それが、本人に通じたら変わってきます。親は愛しているし、大事に思っているのだけれども、本人はそうは思わないことがありますね。本人の自信のなさというのか、自分が生きてきた意味というのか、人から本当に愛されているのかを疑問に思っていることがあります。

だから、「あなたがこの世にいてほしい」「あなたが大事だから」と、ずっと言い続けることはとても大切です。子どもが何回も同じことを言うことにカチンときて「そんなに言うんだったら、どこへでも行きなさいよ」などと言うと、子どもはそのまま受け取って「やっぱり本当はそう思ってたんだ」と勘違いしますから、ネガティブなことは言わないようにしましょう。「本当に自分は大事な子だろうか」「本当に自分を大切に思っているのか」と親を試しているのです。そんなに試さなくてもいいと思うのですが、なぜか子どもは親を信じられなくなります（自信のなさや安心感のなさから）。子どもは何回も聞きます。それに対して、毎回同じように初めて聞いたかのように「あなたがこの世で一番大切」と答えるのが、大事なことなのです。

こだわりに関する質問

Q40

病気になる前は大皿に盛ったおかずや鍋を平気で他人とつつけていたのに、回復しつつある今になり、直箸《じかばし》は絶対に嫌だと言うようになりました。それが平気になるように元に戻るでしょうか？（子：19歳）

A

そのうちに戻ると寛容に構えましょう。

❶こだわりが強くなる

「直箸《じかばし》」が絶対嫌だというのは、回復過程で強迫的になる、つまりこだわりが強くなることが一因としてあります。大皿から取ることは量が分からないので苦手です。本人用の小皿に取る方が食べやすいようです。さらに、清潔へのこだわりが強くなることがあります。この場合は、他の人の箸が食べ物を触る鍋などは不潔に感じ、食べないで自分を清潔に保とうという思考になっているようです。

❷ 食べることへの恐怖感から来る行動

摂食症（摂食障害）の影響で、食べることへの恐怖感があるのだと思います。直箸で取らずに「取り箸を使う」という一作業を間に挟むことによって、次の人が待っているから、たくさん取らなくて済みます。食べ過ぎないための予防策ということで、強制的に作業を一つ増やすという心理は分からなくもないです。

しかし、よそのお宅で食事をとった際に、そこでは「取り箸なんか使わないよ」と言われたので仕方なく直箸で取ったことをきっかけに、直箸で取れるようになったというケースも聞きます。最初はそれなりに勇気を出しただろうと思いますが、そのように変わっていくものです。良くなっていくにつれて徐々に食べることに関してもこだわりがなくなっていきます。ご質問の方はまだまだ回復途上にあると言えます。「ちょっとくらいたくさん食べてもいいじゃないか」とか、「自分で取っても構わない」というように、自然にそういった行動が良くなっていくということは多々あります。

神経性やせ症が良くなる過程で、強迫的な行動パターンが良くなります。ですから、「直箸」に関しては、周囲も「そのうちなんとかなる」くらいの気持ちで寛容に構えていていいと思います。

Q41

仕事からの帰宅が遅くなるときや忙しいときは、夕食をお弁当やお惣菜《そうざい》で済ませてしまえばいいと思うのですが、娘は簡単な物でいいからとにかく自分で作って食べるということにこだわっており、融通が利かないと感じます。その融通の利かなさに困っています。（子：24歳）

A

簡単なものなら良しと考えましょう。

神経性やせ症では、食べ物へのこだわり、融通性のなさは体重が戻ってきても続くことが多いようです。食べることへの不安、自分以外が作った物への不安もあります。さらに、食べたら過食になるのではないか、食べ過ぎるのではないかと思い込み、食べ過ぎてしまうと大変なことが起こるのではないかという不安が生じ、どのくらい食べたらいいか判断できなくなります。

基本的な考え方は、不安がありながらも食べていれば良しとします。過食・嘔吐がなく自分のペースで食べることができれば、しばらくはこのペースで食べていけるといいですね。

仕事から帰って自分で簡単な物を作るということは悪いことではありません。一品くらい家で作るのも、それで本人が満足してなんとか食べて、良くなろうとする姿勢を見せるのであれば一つの方法だと思います。

毎日毎日きちんとしたものを作ろうとする家庭も確かにあり、本人にもその伝統が残っていることもあります。どこか妥協点を見つけて、一つだけ自分で作ってあとはコンビニのおかずを添えることができればすごいことです。

毎日きっちりしたものをたくさん作らなければいけないということであれば、話し合いをして、疲れが溜まって働けなくなることを防ぐために、妥協点を見つけられるといいですね。

Q 42

娘は中学3年女子です。一日のタイムスケジュールは5時30分に起床してから23時30分に就寝するまで、ほぼ決まった時間で動いています。昼間は学校に行き、帰宅して間食、夕食、家の手伝い（風呂掃除）、散歩以外はずっと自分の部屋にこもっており、本人は自分の決めた時間どおりに物事が進まないとイライラしてきます。休日は午前中、私（母）と食材の買い物に行きますが、私が食事作り以外の家事をしていると不機嫌になり、怒りだして「お母さんは家にいないものと思うようにするから」と言って私に部屋から出てこないようにと言います。本人の望むようにしていますが、このままでいいでしょうか？（子：15歳）

A しばらくこのままでいきましょう。

しばらくはこのままでいいでしょうね。どこかでこのシステムは変わってくると思います。23時半に就寝して5時半に起床しているので、睡眠は6時間ですね。中3だったらもうちょっと眠ってほしい気はします。6時間以上眠ろうと言われても無理なときは無理ですが、どこかで緩んだら、1時間、2時間余計に眠ることもあります。

高校入試が終わってちょっと楽になれば緩み、高校に行きだしたらきちっとした生活に戻るかもしれませんし、入試が終了したかどうかにかかわらず、きちっとした生活を貫き通すこともあります。少しずつ変わってきて、逆にいい加減になり、部屋も汚く、家にも全然いなくて、帰ってこないようになることもあります。そうなるとそれはそれで心配です。厳密なスケジュールで生活を送っていても、何かのきっかけで無茶苦茶な生活に変わる時もあります。うまくいかずうつ的になることもあります。その時には親としてはまた心配になるでしょう。「しばらくはこんな感じでいいじゃないか」「もうちょっと、ほどほどでいってくれたらな」くらいに心の中で思っておきましょう。

それから、お母さんが食事作り以外の家事をしていると、娘さんが不機嫌になって怒りだして部屋から出てくるなと言われるということですが、お母さんは知らぬ顔をして家事をしていいと思います。「これはお母さんの仕事だから」と、娘さんが怒ろうが食事作り以外の家事をしてもいいのです。本人の気持ちに沿ってやった方がいい場合ももちろんありますが、全部が全部本人の意思に従ってやる必要はありません。ただ、母親自身が忙し過ぎるのは避けた方がいいでしょう。家事の途中で休養を取りましょう。

Q 43

わが子が家族の食事を全て作っていますが、口に合わないことがあります。我慢しないといけないのでしょうか？（子：17歳）

A

これは難しい問題です。ある時まで我慢している家族もいます。「虹の会」の皆さんの意見では、原則は我慢しないでいいというのが結論です。

本人が自分の分だけ作って食べるのならそれはそれでいいのですが、親とかきょうだいの身体を心配して、たくさん食べさせようとすることもあります。自分では食べ方が分からないので、他の人にはたくさん食べてほしいと思うのです。本人自身は食べないで、他の人に食べてもらって本人は食べた気になることもあります。作った食事が家族の口に合わないこともあります。「これちょっとお母さんは苦手だわ」くらい言ってもいいと思います。「私がせっかく作ったのに」と言われたとしても、食べにくいなら食べにくいと正直に言ってもいいと思います。通常、摂食症（摂食障害）になったときには味覚がおかしくなって、一般的な人の味覚と合わなくなることがあります。ものすごく辛《から》い物や甘い物、薄い物を食べ、味覚が乱れることが多いようです。それに合わせていたら家族の味覚もおかしくなってしまいますので、我慢しすぎはよくありません。しかしながら、せっかく作ってくれていますので、「作ってくれてありがとう。でも、ちょっと私の胃袋には無理」と感謝とともに伝えましょう。それで本人の情緒が揺れることがあるかもしれませんが、通常は徐々に分かってきて落ち着いていきます。親御さんにしてみれば、本人が怒って食べなくなるのではと心配になるでしょうが、「その時はその時だ」くらいの気持ちでいる方がいいのです。

Q44 決めるのが苦手

本人は何かを決めるのが苦手です。私（母）は大きな決断の際には寄り添うように心がけている一方で、小さなことには聞こえなかったふりをしたり、「好きにしたら」と言ったりして、親としては本人が自分で決断できるようにと思って対応しています。本人が精神的に成長しなくては自分で決められるようにならないのでしょうか？（子：21歳）

A あの手この手で、自身で決めるようリードしていきましょう。

摂食症（摂食障害）の方は決めるのが苦手です。特に神経性やせ症や回避《かいひ》・制限性食物摂取症《せいげんせいしょくもつせっしゅしょう》の症状が顕著な時にそのような症状が見られます。

❶何かを決める経験の不足

小さい時から「何かを決める経験」が少ないことが多いようです。仕方がないから親が代わりに決めてきた場合もあります。子ども自身で決める経験を積ませ、だんだん子ども自身で決断できるようにしていくことが大切だと思います。親は寄り添ってできるだけ本人がどうしたいのかを聴き出していく。ついつい子どもが決めきれないから、しびれを切らして親の方で決めてしまいがちです。すると、後になって子どもが「本当はこっちを選びたかった」と言ってくることがあります。「実はそうじゃなかった」ということが積み重なっていって、「親は私のことを分かってくれない」という思いになっていきます。「お母さんはどうしたらいいと思うの？」と子どもに聞かれると、親としてはつい手を差しのべたくなるでしょうが、そこをぐっと我慢して「あなたはどうしたいの？」と聞き返すことが必要だと思います。

❷実は母親の顔色をうかがっている

気をつけなければならないのは、実は子どもは母親の顔色をうかがっていて、「母親が望んでいること」を察して母親の望みどおりに言っているのではないか、ということです。「お母さんはどちらがいいと思うの？」と聞いてくることもあります。母親が良いと思うことを子どもが言ってきたときには、すぐ賛成するのでなく、「お母さんはそれでもいいと思うけれど、こっちも悪くないと思う、どう思う?」ともう一度聞いてみましょう。最終的に自分が決めるような形にリードしていくのがいいでしょう。

❸自分で決めることを支援する

本人が決めることができるようになるまで時間がかかるものなので、いかに親が辛抱できるかです。例えば聞こえないふりをしてみたり、「好きにしたら?」と軽く言ってみたり、自分で決めざるを得ない方向へ持っていき、本人が決めて何かをやり始めたら、それを支えていくために、「やっていこう! お母さんはいつでもそばにいるからね」という雰囲気をつくります。

親は本人が決めたことを褒める、決めてそれがうまくいかなかった場合でも責めずに労《ねぎら》う。親は、辛抱して本人が決めるのを待つ、そして本人が自分で決めることができるような手助けをするということが大切です。やせ症の時は、「なぜお母さんが決めてくれないの」というような感じで全く自分では動こうとしないこともあるので、学校や職場で、先生や上司から物事を決めることに関して、いろいろな指導を本人が受けることも考えましょう。本人が指導を受けながら決断するチャンスを自分なりに活かしていけるといいですね。学校や職場で「上手に決め方を伝授してくれる人」と出会えたら最高ですね。

Q 45

頑張り屋

頑張り屋の子が摂食症（摂食障害）の落とし穴に落ちやすいと聞きます。頑張って成功する人間と、わが子のように摂食症（摂食障害）の地獄に落ちてしまう人間――この分かれ目はいったい何だろうと割り切れない思いでいっぱいです。今はとてもわが子に「頑張れ」とは言えませんが、現実にはしんどくても朝は頑張って起きるとか、家事をするとか、仕事に出るとか、頑張らないといけないことはたくさんあります。頑張るとは何なのでしょうか？　これからどう子どもに接したらいいのか分かりません。（子：23歳）

A

ほどほどに頑張れるかがポイントです。

摂食症（摂食障害）の方は頑張り屋ですので、「まあまあ、ほどほどでいいんじゃないか」

と思えれば、頑張り過ぎずに済み、なんとかなっていきます。本当に好きな分野で、何か達成したらいいのだろうとは思いますが、そう簡単にはいきません。頑張って、頑張って、頑張り過ぎた結果、摂食症（摂食障害）という病気になることもあります。とことんまでやりぬく摂食症（摂食障害）という病気になったことは、ある種の勲章なのかもしれませんが、やはりつらい勲章です。治療過程で、ほどほどの自分自身を見つけて、自分自身の特性をつかむことができれば、次の段階に進んでいきます。

ほどほどの自分を見つけるためには、つまり等身大の自分を見つけるには、「しんどくても頑張る」ではなく、ちょっと生き方を変えることができるといいのでしょう。「しんどくても頑張って起きる」とか、「しんどくても家事をする」とか、「しんどくても頑張らないと」というのは時には正しいのですが、摂食症（摂食障害）の方に関して言えば、それが正しいとは言えません。摂食症（摂食障害）の方に関しては何か楽しいことをして、それが世の中の役に立つとか、自分の役に立つ方がいいのですが、摂食症（摂食障害）の方は楽しいことよりしんどいことを選びがちですので、そう簡単ではありません。

本人が家事をやることはいいことだと私は思っています。ほどほどのことをして、楽しいことや、やりたいことをやっていければ、本当にやりたいことが見つかったときに、かなり頑張っても耐えることができ、なんとか持ちこたえて次の段階に行きます。

ですが、摂食症（摂食障害）の方にとって難しい点は、頑張る際に、ついやり過ぎて自身の状況が見えなくなることがあるという点です。そういう時は、逆に「頑張れ」ではなく、「無理するな」と引っ張った方がいい場合があります。「ちょっと今、頑張り過ぎよ」「ちょっとストップしておこう」「今日は、もう休み」「家にいよう」と引っ張ってあげる方がいいことが多いようです。そうすることで「ほどほど感」は生まれてきます。病気になった以上は、それまでの「頑張りリズム」から、その子にとって良い「ほどほどリズム」に変えていくのが、本人の成長につながるのでしょう。

そうは言っても、摂食症（摂食障害）の方は頑張ってしまうのです。それは決して悪いことではないと思います、摂食症（摂食障害）を克服して、ほどほどの生き方ができるならば……。

スポーツ選手は誰もが皆努力しているのですが、私たちがテレビで目にするような大成功を収める人は、ほんの一握りだと思います。例えば、野球選手を目指した人の中でも、プロの野球選手になれるのはほんの一握りで、その中でレギュラーになるのはさらに少数で、それが10年も20年も現役でバリバリ活躍しつづけるのはごくわずかです。つまり大成功する人は非常に少ないのです。その分野に合った元々の才能があり、自己の能力に合った努力ができて、しかも人の何倍も努力できる能力がある、そういう人がその分野で超一流になれるのです。どんな人でも、努力できる能力も含めて才能がない限り特殊な分野で超一流になるのは難しいと思います。分かれ目は理想を高すぎるところに置かず、自分に合った努力ができるかどうかでしょう。自分に合った道を見つけることの方が大切です。

Q46

わが子は体重30kgを維持している状態です。食べる量は少ないながらも一定量を保っています。「暑いし、しんどいけれど、頑張る」と言い、毎日片道1時間弱ぐらいかけて学校まで歩いて通いたがります。これで夏は乗り切れるでしょうか？

（子：16歳）

A

30kgを維持できれば乗り切れます。ただ、十分な水分は必要です。

夏のたびに倒れる子はいます。夏はいつもと同じぐらい食べたり飲んだりしていても、エネルギーや水分が不足します。しんどくなるのは当たり前です。大切なのは、しんどくなるということに気づくことです。体重がかなり落ちて、夏でもしんどさに気づかなかったら、相当危険です。倒れますし、死の危険もあります。

30kgくらいの子にとっては、体重が落ちてしんどくなるという感覚が分かるというのは非常に大きな一歩です。今まで感じなかった寒さや暑さを感じることも一歩前進で、それがやせや栄養失調から来ていることが分かってくれば変わってきます。

体重がかなり落ちて「しんどくなる」と本人が言う場合、ある程度自分の状態が分かってきたと言えます。親が「暑い時はしんどくなるから休みなさい」と言っても本人はそう簡単には休まないでしょうが、「しんどく感じているんだね、だいぶ身体の感覚が戻っている。休めというサインかもしれないね」と言って休息を勧めます。歩いて登校する代わりに、車で行くことを勧めます。熱中症の話題が常識になっている昨今、熱中症の例を挙げて話し合います。

「熱中症にならず、夏を乗り切ろう」と粘り強く説得します。

「頑張る」と言ってきたときに、具体的に何を頑張るのか確認してみましょう。

「何を頑張るの？」

「30kgキープを頑張る」

そう言われたら「それはいい考えだね」と返します。夏の間、体重30kgをキープできるだけでもとても意味があります。まずは、体重を減らさないことです。

適応

Q 47

わが子の仕事が激務で、現在、適応反応症（適応障害）気味です。職場に相談して仕事を減らしてもらっていますが、それでもつらそうです。このような状態は摂食症（摂食障害）から来るものなのでしょうか、それとも本人のストレス対応能力によるものなのでしょうか？（子：24歳）

A

仕事が激務であることをまず考えましょう。

❶仕事が激務

仕事が激務であれば、誰でも適応反応症（適応障害）になる可能性があります。激務を減らす算段ができたらいいのですが、頑張り屋さんには難しい相談です。

❷ストレス対応能力があまり高くない

一見何でもこなしているように見えて実際はストレスを回避している、つまりそもそもストレスフルなもの（例えば食べ物）に近づかないので、ストレス対応方法を知らないという人がいます。その結果、避けられない状況において、本人にとってストレスフルなものがやってくると適応反応症が生じる可能性があります。

❸ 摂食症（摂食障害）の症状の影響

食べる量が少なくて十分な体力がないこと、人前で食べるのが不安なため他の人たちとの交流ができにくいこと、過食傾向になり太ったことによって自信をなくしてしまうこと、があります。また、ささいなことでもうまくいかないことがあると、太ったせいだとか、食べ過ぎたせいだ、というふうに考えてしまうことがあります。そういったことが出てきた場合、摂食症（摂食障害）が適応に影響することがあります。

❹ 頑張り過ぎてギブアップ

やせている時は、過剰適応になって頑張り過ぎている時でもあります。そして、結果的に限界が来て、やむを得ずギブアップというような形で適応反応症になることがあります。

❺ 対応・支援

激務の場合は、仕事を減らしてもらいます。次に、自分の力で十分達成可能なことに一つずつ取り組んでいき、それを乗り越えることによって自信をつけていく、すなわち成功体験を積むことが大切です。スモールステップといって、次はそれまでの課題よりちょっとだけ難しいものに取り組んで、次に備えていきます。

その際、そばに指導者やコーチなど支援する人がいるとずいぶん助けになります。「こんなことはみんななかなかできないよ」とか、「最初だからできなくてもいいんだよ」と労《ねぎら》い、「できないことは失敗ではない、次のチャンスを活かせばいいじゃないか」とアドバイスしていくのがいいと思います。ただかなり回復してからでないと自分では気づかないことも多く、支援者がいる方が気づきやすいようです。

また、初めて就職したときなどは特に無理をしてしまうことがあり、それが蓄積して最後は疲れてしまうことがあります。そういう場合に、仕事量を減らすとか早めに帰るというのは良い作戦だと思います。力が蓄えられるまで、ゆっくりやろうと思えるように支援していくといいと思います。

ちょっと厄介なのは、仕事を減らすことに対して「自分はダメだからだ」と考えてしまい、ネガティブな思考が生じることです。その時に、「ここが辛抱しどころだから、休める時に休んで力を蓄えていこう。また少しずつやれるようになっていこう」という声かけをしてあげる人がそばにいることが必要です。

対人交流

Q48

最近、娘が彼氏のことを、普通は親に言わないようなことまで言ってきます。そんなことまで親に相談しなければならないのなら付き合うのは時期尚早《じきしょうそう》ではないだろうかと思いながら、それを口には出さず（それを言えば冷た過ぎると思うので）娘の話を聴いています。それでいいのでしょうか？（子：23歳）

A

話を聴くのが一番です。

彼氏と付き合うということはとても良いことです。一般的に神経性やせ症の方は他の社会と隔絶しがちです。食べる姿を見られたくないし、食べる姿をとても醜いと思っていることが多いのです。他の人の食べる姿も醜く思うこともあり、お父さんの食べる姿を軽蔑する人もいます。他者と食事をしないことで、人との関係に距離を置こうとしますが、彼氏と付き合いだしたということは一緒に食事をすることもあり、摂食症（摂食障害）という病気において一歩も二歩も前進です。

娘さんの場合、彼氏との付き合いが不安なのですね。彼氏との付き合い方などを話したいが、話す相手がいないからお母さんに話す。普通だったらそういうときに秘密にしそうなことも相談する。手も握らないとか、手を握ったとか、すぐ抱きついてくるとか、そんなことまで言う。そういう場合は、「それは秘密にしておく方がいいことだよ」と言ってあげたらいいと思います。何を秘密にしたらいいか、何を言ったらいいかが、本人もよく分かっていないことがあります。「そういうことは言わないものだ」というようなことは言ってあげてもいいと思います。その前に、ともかく相槌《あいづち》を打ちながら聴いてあげましょう。

彼氏が包み込むような感じの人で、病気のことを理解して「何をしても、あなたが一番大事な人なんだ」と思ってくれる人なら問題ありません。そういう彼氏を見つけた人はうまくいっています。良い彼氏が見つかると、摂食症（摂食障害）自体が良くなるきっかけになります。

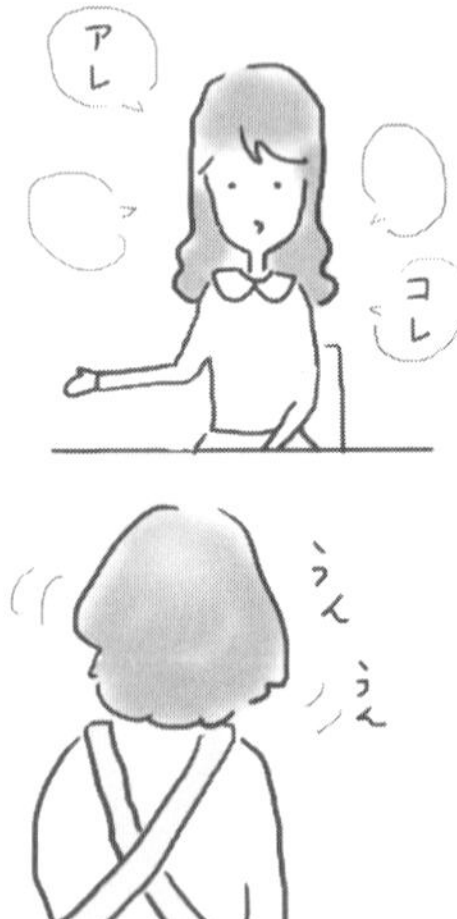

Q 49

小学校・中学校と不登校だった拒食症の娘は、今は17歳です。最近過食期に入りました。体重は40kgくらいで生命の危機は脱しています。最近はささいなことで怒りがわき、全て私（母）に当たってきます。コンビニに娘に頼まれた物がなくて代わりに買った物が美味《おい》しくないと、「おまえのせいだ、食べろ」とか、ドライブ中に車が多くなるとイライラして「おまえのせいだ」と言います。私は少し恐怖感もあり、受け身で、言いなりになっています。このままでいいのかと疑問に思いながらも、荒立てたくない思いも強いです。何かアドバイスがあればお願いします。

A

過食期はイライラしやすいものだと理解しましょう。自信がないことから生じることもあります。

●過食期のイライラ

過食期にはイライラします。食べるつらさや体重増加の苦しさから誰かに当たっていないと耐えられないこともあります。

●母親のせいにするのは、自信がないため

摂食症（摂食障害）になった当初は、暴言はほとんどありません。むしろ、おとなしいことの方が多いようです。途中から家族の皆さんに山ほど文句を言い、母親を叩いて暴れて、父親とは口をきかなくなるといったお話は「虹の会」でも何度も出ました。何でも人のせいにするのです。それは食べ始めてからの方が多いようです。みんな大抵そうです。小学生であっても、40歳ぐらいの人であっても同様です。50代の摂食症（摂食障害）の方も、回復過程でやはりお母さんの悪口を言いました。みんな「おまえのせいだ」と言うのです。それはなぜかというと、それだけ「自分に自信がない」「自分でなんとかできない」からです。自分に自信があったら、自分でなんとかできたら、人のせいにはしません。自信がないから、なんとかできないから、誰かのせいにしないと、やってられないんですね。自分というものがないため、人のせいにすることによって自分の存在を認めようというところがあります。

自信があったら、「美味《おい》しくないときもあるわよね。また次に美味しい物を探そう」といっ

た表現になりますが、自分というものがないと、何かと人のせいにして、自信のないところをカバーしようとします。

●買い出しを頼まれた時のポイント

代わりに買ってきた物が美味しくなかったら、「ああ、美味しくなかったね。ついてないね」と言うなど、怒られようがなにしようが、美味しくないねで済ませてしまいましょう。一口食べて、「やっぱり美味しくないわ、そしたらもう食べないでおこう」などと言って、もう食べないでおくのも手だと思います。「あなたのために代わりに買ってきたのに、その口の利き方はなによ」などと言い返しても通用しない時期があります。

本人の好きな物は知っておきましょう。たいてい決まっているはずです。摂食症（摂食障害）の人にとってコンビニに行って買ってきてほしい物は決まっていますので、あらかじめ1番にこれ、2番はこれ、3番はこれ、といった相談をしておきましょう。買ってきてほしいと頼まれた物が第一希望としたら、「第一希望がなかったときの第二希望はどれ、第三希望はどれ、三つともなかったら買ってこないからね」というように話すといいと思います。それをしないで、母親が良かれと思ってわざわざ代わりの物を親切に買ってきても、本人の好みでなかったらたいてい食べません。摂食症（摂食障害）の方はグルメが多く、好みは譲れません。頼まれた物がなかったら、頼まれた以外の物は買ってこないのがコツなのだと思います。気が利き過ぎず、気が利かな過ぎず、が大切です。

あらかじめきちっと三つくらいの食べ物を決めておき、それを買ってきたのに「美味しくない、おまえのせいだ、食べろ」と言われたら、「あら、そう」と言って一口食べる。そして「よし、もうこれは今度からやめとこうね。何がいい？」ともう一度相談して買う物を決めましょう。一口食べて美味しかったら、「お母さんは美味しいと思うから食べるわよ」と言って食べたらいいと思います。

●ドライブ中の渋滞をお母さんのせいにされたら？

ドライブ中に車や人通りが多くなって、「おまえのせいだ」と言われたら、「あらそう。この時間だから仕方ないねえ、この時間帯は多くなるから」とか「ごめんなさいね」とか軽く返しましょう。禅問答みたいになってもいいのです。また、ドライブ中に暴れられて危険なときは、停車して落ち着くまで待つ方がいいでしょう。叩いてくるなら、上手によけましょう。

●子どもへの恐怖心について

「ああ、お母さんが悪かった、悪かった」と恐怖感から言いなりになる場合は治りません。お母さんは子どもに対して恐怖感を持ち続けない方がいいようです。全て子どもの言い分や行為を認めることで、摂食症（摂食障害）が良くなるわけではありません。

この子が良くなるためにはどうしたらいいかというのは考えた方がいいのですが、困ることは、「せっかく40kgになったのに、せっかく食べだしたのに、私がまたここで余計なことを言って、また食べなくなって、30kgになるんじゃないか」という恐怖感が親に出てくることです。それで言いなりになってしまう。体重が一時減っても、「そのうちまた戻るわ」くらいの気持ちでいる方がいいのです。ユーモアも時には必要です。全て従い、奴隷みたいになるのは良くないことです。一時的にやせて30kgを切る程度になったとき、本人の要求を受け入れることができることは受け入れ、「あなたを大事に思っている」ということを伝えていくのは悪くはありません。「荒立てる」というより、「本人の苦しさを分かった上での話し合い」だと思います。40kgを超えるのは確かに難しい。本人は苦しいですから。食べた苦しさを汲《く》みながら話し合います。

40kgくらいでキープできていれば、「苦しいのによく辛抱したね、すごい」ということをずっと言われ続けながら生活していくと、まあなんとかなってきます。親は恐怖感を持ちながらも、そう言い続けるのがいいでしょう。さらに、どこかの病院にかかって、どこかのドクターがまた同じように言ってくれたら最高です。

Q 50 家に帰ってきたときは十分甘やかしていますが、これでいいのでしょうか？

A 帰省時は、十分甘えさせましょう。

「十分甘やかしています」――これは良いと思います。

このタイプの子たちは十分に甘やかしていると自然に離れていきます。きちっと甘やかせるかどうか――甘やかすというのが、何か買ってくれと言われたらすぐ買う、というふうな甘やかし方は良くありません――が大切で、本人がそばに寄ってきて甘えてきたときにそれを受け入れるという形の甘やかし方がいいのです。寄ってきたらベタベタするとか、学校の文句を山ほど言ってきたら、そうかそうかと聞いてやるとか、そんな感じで気持ちを汲《く》むのは重要だと思います。「仕事場で上司がこんなことを言った」と言ったら、「そうか、それは大変だね」と聴いてやって、「あなたにも悪いところがあるのではないか」などとは言わない方がいいです。

Q 51 本人にはつらいことがあるのでしょうが何も言いません。赤ちゃん返りしながら思春期を迎える中で、人生の嫌な面を見て「大人は分かってくれない」と思うのか、

無気力になって言わないのか……。今は本当に穏やかなのですが。（子：16歳）

A 言ってくるのを待ちましょう。

つらいとかしんどいとか言い出すのはずっと先のことです。早期には言わないものです。うまく言葉で言い表せないので、「つらさ」とか「しんどさ」を、赤ちゃん返りすることによって表し、無意識に自身の方を向いてもらおう、世話をしてもらおうとします。赤ちゃん返りすることでその「つらい」とか「しんどい」という状態を、避けている意味合いもあります。避けることができることも、実は自分を守るためには必要です。ただ、世の中で生きるためにはそれだけでは済みません。徐々に成長していくには楽しみや大事にされている実感が必須です。ちょっとずつ成長していくため、本人と共にいろいろな楽しいことを共同で学べるといいのです。楽しくなるためには、どこかで自己主張が要ります。摂食症（摂食障害）の方は自己主張する代わりに「食べない」という形で自分を主張してきた可能性がありますので、自己主張する練習は欠かせません。

思春期というのは非常に難しい時で、口に出したり、友達とわあわあ言ったりできていたらいいのですが、言えなかったら、何か違う形で出さざるを得ないのです。それが食べないという形で出ているのであれば、それは本人の存在をみんなにアピールする、親にアピールするという意味で、非常に重要なことなので、そこは親としては受け止める必要があります。「この子は食べないことで私に認めてほしかったんだ」「自分というものを認めてほしかったんじゃないか」ということは、考えてみてほしいです。「『つらい』とか『しんどい』と言う代わりに今食べないのでは」とおっしゃる親御さんがいました。

ある時期になって、「つらい」と言い出したら言い出したで大変です。一日に何百回も「つらい」とか「しんどい」とか言って、壁に穴を開けたら、それはまた大変なことですが、言ってくれた方が周りには分かりやすいです。「こういうことがつらい」とか、「こういうことがしんどい」と、具体的に述べるようになったらもっと良くなります。また、赤ちゃん返りして何かと母親にくっついてまわるというのは、決して悪いことではありません。

今は穏やかなのですね。穏やかならば、そのまま様子を見て、つらさを口に出すのを待ちましょう。あと三つか四つくらい嵐があって、それが徐々におさまっていって、穏やかになる、くらいに思っている方がいいでしょう。「穏やかな頃がずっと続いたらいい」と思うと、嵐が来た時にしんどいです。「また来るだろうな」と思って準備していたら、「ああ来たか」と思って、「ああ、でも前よりマシじゃないか、この子はよく頑張ったよ」と思えます。そういう余裕を持っていることによって、嵐の中でもなんとか家族の皆さんが生き抜き、嵐を通り抜けていきます。いわゆる「疾風怒濤《しっぷうどとう》の時代」を踏み越えることが思春期の特徴の一つです。

Q52 怒りを表現（親に当たる）できた方がいいのでしょうか？（子：14歳）

A ほどほどなら表現できた方がいいと思います。

これは程度の問題です。親に対して怒りを表現できることは悪くないのですが、程度と期間が問題です。程度がものすごく大きかったら親が耐えられません。期間が長すぎたら親がしんどくなってきます。ほどほどの程度で、ほどほどの期間だったら、うまく受け止めれば良くなる方向に行きます。

対応としては、親は本人に「怒って言うのではなく、困っていることを素直に、どんなふうに困っているのか、大きな声でなく、ゆっくりと話そう」という言い方をしていきます。最初のうちは、怒りや、大声でないと表現できない子が多いです。しかし、だんだん自分の気持ちを言うことに慣れてきて、「この親はこういうことを聞いてくれるな」と思えてきたら、怒りにならず、素直にゆっくりと自分の困ったことやつらいことを言い始めます。

自分の思っていることをゆっくりとはっきりと言えるようになると、良好な関係ができていきます。あの時は怒ったねえという話もできますし、子どもが素直に言えたら親も素直に返せます。ただ、中学生くらいまでは、少しくらい子どもが怒ることができて、親が大きな気持ちで受け止めることができれば最高です。子どもが「この親は私がこんなに怒っても受け止めてくれるんだ」ということが分かれば変わっていきます。

Q 53

金銭面で、わがままを聞くことが続いています。このままの状況を続けていいものかどうか……。少し厳しく言っていいのでしょうか？（子：17歳）

A

わがままの種類によります。言い方に工夫をしましょう。

わがままがどんなものかによります。例えば学校に行かない、仕事をしないなら、わがままと取るのではなく、苦労しているのだと考えます。食べるのに2時間もかかっていたら、2時間もかかるんだ、頑張って2時間も食べているという見方の方がこの病気の子にはいいでしょう。でも、例えば２０００円のお金を出すのが苦しい家庭で、その２０００円を子どもが要求するような時は「うちの家計では無理」ときちんと言う方がいいです。

状況によるので一概に言えませんが、本人が今までの状況から努力してきた結果という流れで見ると、親から見てわがままに見えることでも、子どもの自己表現ができているという意味で、良くなるプロセスの一過程である場合があります。しかしながら、明らかに社会的常識から外れるような場合は、病気は別にして、ある程度きっちりと言う必要があると思います。その時も言い方の工夫は要ります。かなり状況が悪い時や子どもとの人間関係が悪い時にも穏やかにゆっくりと話しましょう。

Q54

その行動が、本人のわがままなのか、病気による行動なのか、判別がつかない時が多いです。どう見守っていけばいいのでしょうか？（子：21歳）

A

身体の状態に基づき枠組みを作りましょう。

年齢にもよります。21歳でわがままと思えることも、12歳ではわがままとは言えないことが多いものです。判別がつく、つかないというのは、年齢によることが多いので、年齢に合った決め事というのを一緒に作るのがベストです。例えば、21歳でもガリガリにやせて、二十数kgまで落ちていれば、小学校の低学年まで成長度は落ちていることになります。その意味で21歳といっても、子どもと同じくらいの分別しか持てないこともあります。また、二十数kgで生死のギリギリのところまで来ている場合は、わがままも勝手な行動も栄養失調から来ることはほぼ確実なので、そういう時にはわがまま、勝手とは言えません。

本人がだいぶ良くなってきて、体重も増えて、しっかり食べられるようになってきたら、本人の自尊心を大切にしながら、悪いことは悪い、良いことは良いと言ってもいいと思います。食べることができて、体重が戻ってきていれば、飢餓による精神状態の影響が除外されますので、きちっと枠組みを決める方がいいようです。枠組みを決めることが治療法でもあります。良くなってきたら、親子で決められるということは重要です。そこで、約束事を決め、その制限や枠組みを本人が守った時には、その頑張りを認め、労《ねぎら》ってあげると、本人は分かってもらえているという感覚に近づけます。一歩前進です。何事もできて当たり前だと考えないことが大切です。

また食べ物のことが乱れているときは、乱れていることが影響するので、割り引いて考えなくてはいけないでしょう。

Q 55

フリーズするという話をしてきたり、歯みがきをしているときに嘔吐したりします。何かを伝えようとする明確ではない何らかのメッセージには、どう対応するのがいいのでしょうか？（子：18歳）

A

伝えようとする真の意味をつかみましょう。

アンテナを常に張り続け、真の意味を発見できるかどうかです。フリーズの話も歯みがき時の嘔吐の話も親に聴いてほしいのでしょう。

「フリーズする」ことについては話をよく聴き、いつどのようにフリーズするのかを知り、それを本人自身がどのように考えているかを知るのがキーだと思います。本人がフリーズをなんとかしたかったら治療に向かいますし、「フリーズする」ことによって親に分かってもらえる――「フリーズ」がなくなったら分かってもらえない――なら、「フリーズ」は本人にとっては貴重なサインになります。フリーズしている姿を見て「ああ、つらいんだなあ」と思えて、い、い、い、い、い、い、い、何もしなくても温かく見守ることにも意味があります。本人が「フリーズはつらいからなんとかしたい」と言うなら薬やカウンセリング、いろんな治療が使えると思います。トラウマがある場合には、認知行動療法やＥＭＤＲ（eye movement desensitization and reprocessing：眼球運動による脱感作と再処理法）などの手法があります。しかし、その前の段階で周りが行動の意味をつかむ必要があります。手を握って落ち着くまで待つという人もいますし、しゃべらずに隣にただ座っているだけで本人と共感できることもあります。やり方はいろいろですが、いかに本人のつらさを汲《く》めるかということが非常に重要なポイントだと思います。

Q56

ひとりで生活しているときは食べ吐きはしないのですが、実家へ帰ってくると食べ吐きをします。実家へ帰ってくると、ほっとするからでしょうか？（子：22歳）

A

ほっとするのもありますが、分かってほしい気持ちも大きいのでしょう。

こういう方も意外と多いようです。ひとりのときは緊張感からか、身体症状の悪化を防ぎたいからか、きちっとしたいからか、食べ吐きはしない方がいます。その反動で家に帰ったときにほっとすることも理由の一つでしょう。それから母親に見せて分かってほしい気持ちの表れの場合があります。食べ吐きがまだ続いているんだ、というのを示すことによって、自分の状態がまだまだなんだ、つらいんだということを伝えたいのだと思います。まだまだしんどいんだぞ、というメッセージ性があることが多いようです。自己表現の一つです。逆のパターンで、実家では食べ吐きしないけれど、一人住まいの家では食べ吐きをする方もいます。この場合は、家が安心していられる場であったり、逆に緊張する場であったり、良い自分を見せたい、心配かけたくないと複雑な気持ちを表しています。この場合も、本人のつらい気持ちを理解し、寄り添います。

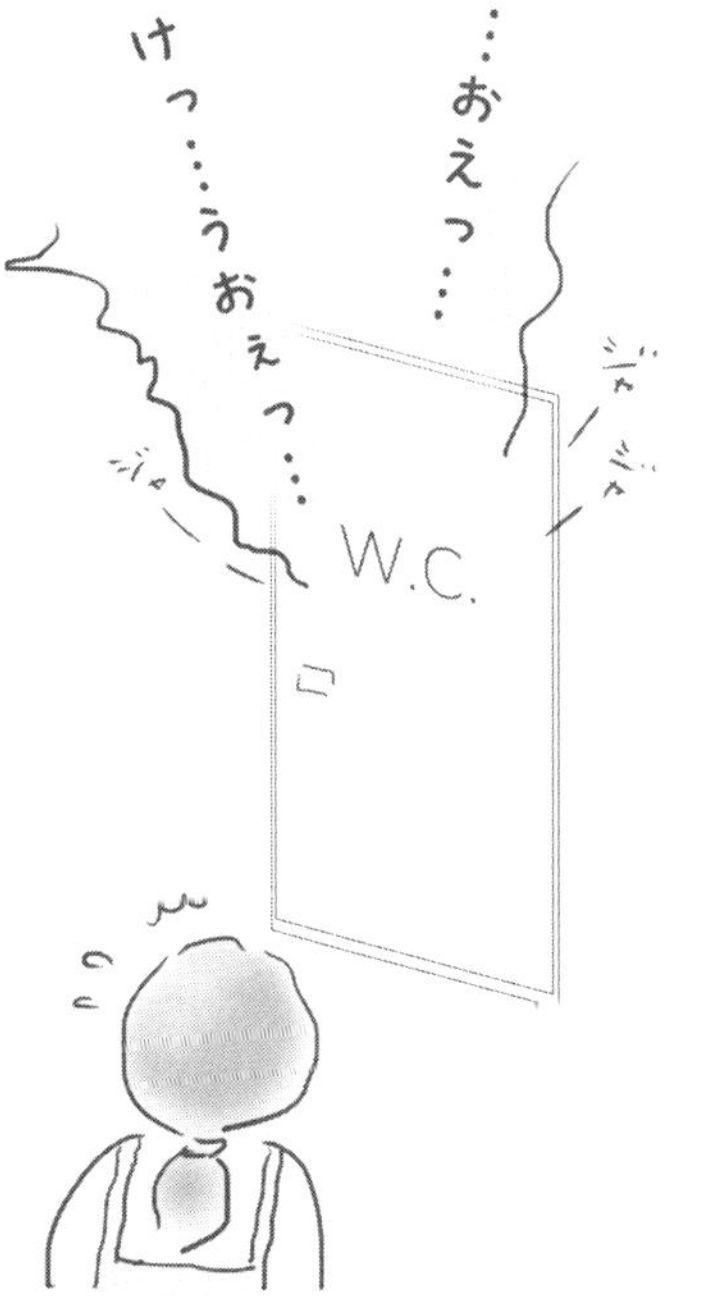

Q 57

摂食症（摂食障害）になる前はホラー映画も一人で平気で観ていたのに、病気が少しずつ回復しつつある最近になって、一人で夜寝るのが怖くなったようです。本人は、将来一人暮らしをしたいのにそんなことでは怖くて困ると言っています。

（子：17歳）

A

今はべたっとし、成長を待ちましょう。

こういう話は意外と多いですね。摂食症（摂食障害）の子は小さい時にいい子だと言われている子が多いのと同じように、小さい時にあまり手がかからず、怖いものもあまり気にならずいろんなことに平気だった人が、摂食症（摂食障害）になるとそうではなくなり、特に一人で寝るのが怖くなるとかいうような症状が出ます。

❶退行が起こっている

「退行」といって、いわゆる赤ちゃん返りの状態が起こることがあります。これは摂食症（摂食障害）になるとほとんどの人が起こります。高校生の患者さんだとしたら、中学生や小学生はもちろんのこと、赤ちゃんの頃にまで戻る子もいます。食べる量が減ることによって、その摂取量に応じた精神年齢に下がらざるを得ないのかもしれません。それまで摂取カロリーが2000キロカロリーだった方が摂食症（摂食障害）になったことにより1000キロカロリーくらいに減る場合で考えると、1000キロカロリーというのは3、4歳くらいの摂取カロリーであり、700〜800キロカロリーというのは赤ちゃんの離乳食くらいになります。つまり摂取カロリーから見ると赤ちゃんになっていますから、精神的にも同じ頃までさかのぼると、怖くなって母親と寝たいと言うのは当然とも考えられます。

❷アタッチメント（愛着行動）のやり直し

本来幼少期に行われるはずであった「愛着行動」のやり直しです。小さい時に手がかからない「良い子」で、一人であれこれでき、親に対して「愛着行動」――くっついていくというような行動――を取らなかったために、摂食症（摂食障害）になったことで、ここで一度退行して幼い頃に戻り、当時はできなかった愛着行動が出てきている可能性もあります。

❸ 現実に気づく

現実にやっと気づくこともあります。これまで怖いものやストレスに対して回避してきたために現実をあまり見ず、あまり考えずに、言われたままに生きてきた。これまで気づいていなかった不安・恐怖やストレスにやっと気づいた。それによって、外の世界に出ようとするときに尻込みする。そういう感じです。外の世界に出るのが怖い、というのがこういう形で出てきます。それは「退行」といって赤ちゃん返りにも関係しますし、「愛着」といってお母さんにべったりくっつきたいという欲求とも関係しているのだろうといわれています。

また、対応は、一緒に寝ることが良いといわれています。そうすることによって愛着形成をやり直す作業が進んでいくと、いずれ子どもの方から勝手に離れていくというのが一般的なようです。それを親の方が「もういい歳なんだから」と嫌がると、子どもが退行して甘えようというせっかくのチャンスが閉ざされます。ようやく怖い現実を見ることができるようになり、自ら他人を頼れるようになっていくチャンスなのです。一人で寝るのが怖くなった時期は、「子どもの発達において必要なものが訪れている」と考えて、とにかく一緒にいるというのが大切なことだと思います。

そして、こういうことは徹底してやる方がいいと感じています。中途半端になるとずるずると長期化してしまうので、親の方から「おいで！」と言ってやるくらいのことが必要です。非常に重要なことは、子どものこのような行動に対して親の方がかなり愛情を持って「大事な子だ」ということを示さずに嫌々やっていても、あまり効果がないということです。赤ちゃんに戻ったんだと思って接するくらいでないと難しいようです。こういうことは摂食症（摂食障害）に限らず、3、4歳で下に弟か妹が生まれて、退行したりする子でも同じです。本人にとってはやっといろいろなことに気がついた時なので、べたっとしてくるのを許し、親もべたっとしましょう。

Q58

娘は、「お母さん、私を甘やかさないでもっと厳しくしてほしい」と言いますが、遊びや旅行のお金は自分でアルバイトをして出しており、全部親に頼っているわけではありません。何か不安な気持ちの表れなのでしょうか？（子：21歳）

A

不安な気持ちかはハッキリしませんが、本人がやっていることは認めましょう。

本人は「厳しくしてほしい」「甘えてはいけない」と頑張り過ぎることが多いようです。親に買ってもらうのも、入院も「甘えているから」と避けようとします。低栄養の初期は、自分に厳しく他者には優しくすることが多いのですが、背景には自分をもっと見てほしい、分かってほしい、という気持ちが隠れていることがあります。治る過程では、自分への厳しさがなくなり、いい加減になる、わがままに見えることが増えます。しかし、厳しくされて、それに対応できる能力が低いと、プレッシャーがかかりストレスで食事に関する症状が出現しやすくなります。自分に対して厳しくし、それなりにやれればいいのですが、生活面で、周りが厳しいとストレス負荷が大きくなり、食事量が減り、体重が減ります。周りの人たちは厳しくせず、アルバイトなどは好きにやるようにという形で見ていればいいと思います。時々「頑張り過ぎなくていいよ」と声をかけることができればいいですね。

「甘やかさないでもっと厳しくして」と言うのは不安な気持ちの表れかどうかはなんとも言えないところですが、摂食症（摂食障害）自体が常に不安を抱えている病気だと言えます。ついつい食べ過ぎる、食べない、嘔吐する、山ほど働くなど、人によって不安の処理の仕方が違います。良くなってくると「馬鹿らしいな」「もうやってられない」「もういいわ」という感覚に達してきます。そして、新たな目標ができてつい頑張ってしまうのです。それが本人の身体にも心にも悪い影響を及ぼさなければいいのですが、頑張り過ぎてしまいがちなので、そうならないように周りが見守っていくことが大切です。親としては、温かく見守って、「お母さんは厳しくしなくてもいいと思うわ、あなたよくやってるし」という言い方はいいと思いますね。

本人のやっていることを認めて労《ねぎら》うことを長期間続けることによって、本人も「そうか、厳しくしなくてもいいのだ」という考えになるのです。特に過食・嘔吐に悩んでいる人たちは自分自身を決していいとは思っていません。自分を責めてストレスになり、また過食・嘔吐してしまう。それを周りからは良い目で見られないので、またストレスがかかる。その繰り返しです。「今のままでいい」ということを本人は認めてほしいのです。そこで親としては「過食・嘔吐で身体が心配だけど、あなたのやっていることに対しては今のところは仕方ないか、いつか気づいてくれれば」というような気持ちで接すれば、責めなくて済みます。「でも、しんどかったら言ってね」という雰囲気を醸《かも》し出せるかどうかだと思います。

Q59

うちの子は「生きていたくない」「無駄に過ごしている」などマイナスなことを言います。どう答えたり励ましたりすればいいでしょうか？（子：19歳）

A

ポジティブな言葉で返しましょう。

こちらがポジティブな言葉を返せるかどうかです。「生きていたくない」と言ったら、「あなたは大事な子」と返せるかどうか。「無駄に過ごしている」と言ったら、「無駄じゃない、あなたの人生は無駄じゃないわ。お母さんにとっては、大事な子なんだから」などと一つずつ返しましょう。そう返答しても、そんなことじゃないと言われたら、返答せずしばらく聴いておいて、最後に「生きていてほしい」とか「大事な子なんだよ」とゆっくりと目を見て自信を持って言うのがいいでしょう。毎日の生活の中で、「手伝ってくれてありがとう」「助かったわ、ありがとう」とか、「今いてくれることだけで嬉しい。ありがとう」というような本当の気持ちは、言っていいと思います。

Q60

娘の気分が落ち込んだときに「それは病気のせいもあるよね」と指摘するのはどうでしょうか？　気分が落ち込んでいるのを本人はなかなか気づきにくいところもあるので、そう指摘するのはどうですか？　本人が自覚するまではこのような言い方をしても意味はないのでしょうか？（子：20歳）

A

悪くはありませんが、言い方に工夫をしましょう。

一般的には、病気の状態が悪い時に、病気のせいにすると怒ります。しかし、病気が落ち込ませるのだということは言ってもいいと思います。もし怒ったら「ああ、そう、そうね」と言って、引っ込めざるを得ない場合もあるかもしれません。落ち込むのは、病気のせいのことがしばしばあります。特に、過食期に入ると落ち込みやすいし、身体も動きにくくなります。

本人が自覚するまでは分からないことは事実ですが、指摘するのは良いと思います。病気のことは言わないで「今日は顔色悪いし、ちょっとしんどいんじゃない？」という言葉で今の状態を伝えるのもいいと思います。子どもは否定するかもしれませんが「お母さんから見たらちょっとしんどそうだわ」と丁寧に応じましょう。「お母さん、心配性ね」とか言われたら「そりゃそうよ、大事な娘だから」という切り返しができたら最高です。なかなか難しいと思いますが。

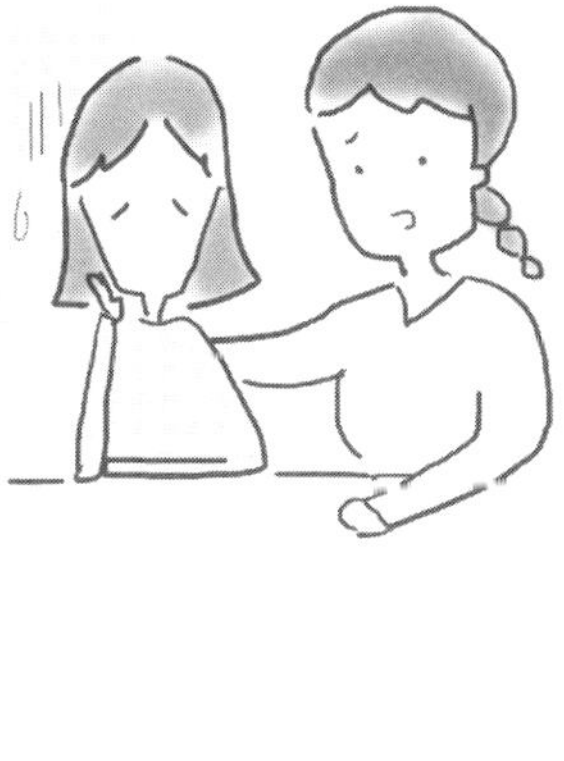

Q 61

わが子が「このままずっと静かに家にいたい」と言ったり「一生このまま何もしなくてもいいか」と聞いたりしてきます。今は励まさず、「ずっと面倒を見てあげる」と答えていいのでしょうか？　安心させるためにも、先を考えないことが大事かと思うのですが。（子：17歳）

A 背景の不安を察知し、励まさないようにしましょう。

「このままずっと静かに家にいたい」「一生このまま何もしなくてもいいか」と確認を取ってくることに対しては、「このままずっと面倒を見てあげる」と答えるのも間違いではありません。今後のことへの不安が隠れていることが多いので、ある時点では良い答えです。そうすることによって、本人が安心感を得られますし、ゆったりとできるため、治る土壌ができます。

しかし、本人がこれからどう生きていくか、今後どうしたいかということを考えるのは悪くはありません。そういったことを考えるのをこちらから仕向けるのは難しいので、本人が言ってくるのを待ち、言ってきたらじっくり聴き、「どんなふうにしたいのか」を引き出します。

本人がいろいろなことをしゃべりだしたら、親が考えを押しつけるのではなく、「どんな方法があるのか一緒に考えてみよう」と言って、本人と親が意見を出し合って、選択肢を見いだすのも一つの手です。

Q62

本人に、ありのままの自分を好きになってもらうには、どのように対応したらいいでしょうか？　本人は他人の目や言動が気になり、我慢したり、「自分なんて……」と言ったりします。（子：13歳）

A

良い点、好きな点を挙げ、良い経験、成功体験を積み重ねていきましょう。

良い経験、成功体験を積み重ねることが大切です。ハグをしたり、「あなたが大切」ということを本人に伝えたりしましょう。成功体験が増え、自信が少しずつついてくれば、自分が大切だということにつながり、さらに自信がついてきます。他人の目や言動が気にならなくなり、自分のやりたいことを主張するようになります。そしてネガティブな発言が減り、ポジティブな発言が増えてきます。自分を好きになるには時間がかかりますが、「あなたのこの点が好きよ」「こんな点がいいと思うよ」と親が子の好きな点、良いと思う点は挙げていきましょう。

Q63

拒食症とともに強迫症が出ています。歯みがき粉が口に残っていると多く食べてしまったのではないかと気になってしょうがないようです。「もう一回うがいをしないといけないかなあ」と何回も聞きます。どう対応したらいいでしょうか？（子：16歳）

A

「大丈夫」が基本です。「もういいのでは」と応じましょう。

何回も聞いてきますから、「大丈夫」と言い続けます。「もう一回うがい（口うがい、口すすぎ）をしないといけないか」と言ってきたら、例えば、「もう十分いいんじゃないか」と何回も言い続けます。言って待つというのが一つの手でしょう。もう一つの手としては、歯みがき粉を液体タイプの歯みがき剤に変えるのはどうでしょうか。液体タイプであれば、口をすすいだあと残った感じが少なくなるでしょう。それでも聞いてくると思いますが、うがいは適切な回数だったら問題ないので、やり過ぎなければいいと思います。普通の水でのうがいだったら大丈夫です。

うがいもほどほどだったらしてもいいので、「あと5回でやめよう」くらいで話が通ればいいでしょう。ただ、手洗いやうがい、確認行為が止まらないときには、薬物療法、認知行動療法が必要になります。

カテゴリー
7
合併症・併発症への対策

Q
64

合併症について教えてください。うちの子は発症して6年ですが、長い時間経過の中で他の精神疾患が併発するのでしょうか？　本当に他の人の声が聞こえてくると言い、それに支配され、行動の制限を指示され、本当につらいそうで、これまで拒否してきた服薬を受け入れたいと言い始めました。統合失調症やうつ、どれに当てはまるのか分かりませんが、服薬による症状の緩和は、期待できますか？　手（指）がしびれると言いますが、何が考えられますか？　また、過去のいじめがずっと尾を引いているみたいで、人間が嫌い、誰かに何か言われている、と言います。不安で社会に慣れていくのが死ぬほど苦しい様子です。（子：25歳）

A

気分症、社交不安症、強迫症など他の精神疾患が併発することはあります。

❶統合失調症

摂食症（摂食障害）の方が長期の療養中、まれに統合失調症を合併することがあります。幻聴に支配され、行動を制限される場合は、統合失調症も否定できません。統合失調症であれば、通常、抗精神病薬が必要になり、統合失調症中心の治療となります。統合失調症の症状が改善すると摂食症（摂食障害）の症状も緩和されることがあります。「薬なんか飲まなくても良くなる」と言い、服薬中断して症状が悪化することもあります。統合失調症発症前に摂食症（摂食障害）になって、1年間くらい大きく体重を減らし、だんだん食べだしたら、幻覚、妄想が出現した例も報告されています。

❷不安症（分離不安症、社交不安症など）

強い不安を合併することがあります。保護者から離れられなくなったり、外出が困難になったり、人前で話せなくなったり、ある特定のものに対して不安になったり、何に対しても不安になって行動できなくなったりすることがあります。このような場合には、不安症の治療を先に行うことによって不安が軽減され、摂食症（摂食障害）にも良い影響を与えることがあります。

❸ 気分症

抑うつや躁状態を合併することがあります。憂鬱《ゆううつ》で意欲がなくなり、考えられなくなり、身体も動かなくなります。また、気分が高揚し多弁になり、話があれこれと飛び、焦燥感や易怒《いど》性《せい》が生じることもあります。これらの場合も、抑うつや躁状態の治療を同時に行うことによって気分の変動が少なくなり、摂食症（摂食障害）の改善につながることがあります（Q67も参照してください）。

❹ 強迫症

強迫観念や、強迫行為を合併することがあります。何度も同じ考えが頭に浮かぶこと（強迫観念）を止《と》めることができず、手を洗う、確認するなどの行為（強迫行為）を長時間繰り返し、止《と》めることができなくなります。この場合も、強迫症の治療を同時に行うことにより、摂食症（摂食障害）が改善することもあります。強迫症の治療は、認知行動療法と薬物療法の組み合わせが多いようです。

❺ 醜形恐怖症

自分のことを醜いと信じ、「そんなことはない」と周りから説得されても信じることができず、過剰な身繕い、鏡による確認を頻回に行います。醜いと思い込み、やせて綺麗《きれい》になるという考えに結びつき、神経性やせ症を同時に発症することがあります。醜形恐怖症の治療には、自信を獲得できるかにかかっているのですが、なかなか困難であり、治療に難渋します。食事量が減り、やせてきて自信を持つタイプは、なかなか回復には結びつきにくいようです。しかしながら、神経性やせ症の治療がうまくいき、症状が改善することにより、自信が少しずつ回復すれば、醜形恐怖症も改善することがあります。

❻過換気症候群（過呼吸症候群）

手がしびれるという状態の時は過呼吸になっていることが多いようです。摂食症（摂食障害）の人が過呼吸になることは結構あります。過呼吸になると、手がしびれることがあります。そこで、手がしびれる時は、過呼吸を疑って息を吐く練習をすることが必要になります。苦しいからどうしても息を吸ってしまいます。息を吸うと症状がさらに悪化します。しびれている最中も、息を吐いてもらいます。リラックス訓練法の一つとして、日頃から呼吸法を練習します。他方、薬を飲んで手がしびれるとすると、薬の副作用の可能性もあるため注意が要ります。器質的な疑いがあれば、頭部や頸部《けいぶ》のＭＲ検査（ＭＲＩ検査）などを行います。

❼心的外傷後ストレス症（PTSD）

阪神大震災前には一般の人はもちろん、精神科医も専門にしている人以外詳しくは知らなかったPTSDですが、この言葉はいまや誰でも知るところとなりました。突然の衝撃的な出来事を経験（実際に危うく死ぬ、重傷を負う、性的暴力を受けるなど）することによって生じる特徴的な精神障害です。東北地方太平洋沖地震による津波や原発事故、熊本地震、能登半島地震、各地の大雨、洪水によるPTSDが毎年のように報告されるようになりました。侵入症状（思い出そうとしなくても不快で苦痛な記憶が蘇ってくる。例えば、震災の時の揺れや火事、津波を突然思い出し、動けなくなる）、回避（事件や事故に関係することに近づけなくなる、見たり、聞いたり、思い出したり、考えたりすることを避ける。テレビで関連するニュースを避ける）、認知と気分の変化（興味や関心を失い、孤立感を感じ、ポジティブな感情が持てなくなる）、覚醒亢進《こうしん》（水の音や関連の話などに反応してびくっとする、夜中に何回も目覚める）、が1カ月以上持続します。この症状は、がんや摂食症（摂食障害）になり非常に苦痛な治療を受けたときにも生じます。トラウマに焦点を当てた認知行動療法やEMDR（眼球運動による脱感作と再処理法）といった特殊な治療法があります。

❽ ため込み症

食物の場合、食物を過剰に集め過ぎ、捨てられず、活動できる生活場面が食べ物でいっぱいになり、部屋が使えなくなります。食べ物が、消費期限を超え、腐ることもあり、衛生上大きな問題になります。認知行動療法など専門の治療が必要となります。

❾ フラッシュバック症状（さまざまな精神疾患で出現）

いじめがずっと尾を引いていれば、フラッシュバックとして蘇ってきて、実際に聞こえることもあります。特に神経発達症（発達障害）の方で、幼い時にいじめに遭ったことが蘇ってきて、あたかも幻聴のように聞こえるけれども実はそれはフラッシュバックである、ということも多く経験します。フラッシュバックに対しても薬はある程度は効きます。幻聴が出現した時は、統合失調症との鑑別を要します。それには精神科医の診断が必要です。

表情は悪くなく、疎通性が良くて、違和感なくきちっとお話もできている人の幻聴というのは、統合失調症の幻聴でないことの方が多いようです。発達検査や心理検査をして、本質的な問題が何かをつかんでいきますが、摂食症（摂食障害）でもいじめなどのつらい体験や神経発達症がからめばフラッシュバックはありえます。それに対しては、薬はトライしてみる価値はあるでしょう。

Q65

自閉スペクトラム症と摂食症（摂食障害）の相関関係について教えてください。8年経過し、いろいろとあり、本人が「自分は摂食症（摂食障害）だけでなく、先天的に障害があったと思う。幼少期からの生きづらさ、障害の特徴は自閉スペクトラム症にほぼ当てはまる。また、そう診断されれば、悲しいけれど、納得できて、ほっとする」と言います。（子：22歳）

A

神経発達症（発達障害）専門家の診察を受けましょう。

自閉スペクトラム症については、神経発達症（発達障害）専門家の診察が必要です。幼少時期からの生育歴をしっかりと把握する必要があります。自閉スペクトラム症から来ている摂食症（摂食障害）ならば、こじれてさえいなければ早めに回復することもあります。自閉スペクトラム症の場合、こだわりが強い、話が通じない、場が読めない、ニュアンスがつかめない、先が読めない、うまく自分が表現できない、他の人が言っていることがいまひとつよく分からない、集団が苦手といった特性があります。摂食症（摂食障害）と結びつきやすい点は特にこだわりと自尊心の低さです。食べ物へのこだわり、やせへのこだわりは神経性やせ症の特徴です。同じように自閉スペクトラム症の場合は食べ物ややせへのこだわりが強ければ、摂食症（摂食障害）と非常に似通った症状が出現します。自閉スペクトラム症や摂食症（摂食障害）の方は、自尊心が低い傾向があります。しかしながら、摂食症（摂食障害）の子どもは食べるリハビリをして皆から大事にされ、いろんなことがちゃんと分かってもらえる経験をし、自尊心や自信が回復してくれれば、なんとか良くなってくるのです。その場合でも、自閉スペクトラム症自体から来る特性は続きます。摂食症（摂食障害）が良くなってもこだわりなどの症状が残っていれば、やはり自閉スペクトラム症であり、今度はそちらの支援が重点的に必要になります。両方が合併していることもあります。そうすると時間はかかりますが、本人が自信を持てるようになり、社会で自分が生きていくために自分の持っている何かを活かせると良くなってきます。ある年齢以上で、自閉スペクトラム症と知って、本人が楽になることができるのであれば、摂食症（摂食障害）も良くなる可能性がありますから、本人が望めばしっかり心理検査をして特性をつかんだ方がいいと思います。本人がどのように希望されているかですが、自分なりに納得できるために心理検査は良いと思います。

診断にこだわらず、特性に注目し、例えば、絵が好きで、絵ばっかり一日中描いていたら、そこを伸ばすのも一つの手だと思います。それで自信がついたら摂食症（摂食障害）の方も良くなってきます。自閉スペクトラム症の方は行動が非常にユニークです。好きな分野を伸ばし、研究の方に行き、活躍することもあります。そういうふうにやりたいことがうまい具合に本人の特性に合い、活かせると、摂食症（摂食障害）の症状改善につながります。

Q66

神経発達症（発達障害）の知識が多くの人に広まり、これは治そうとして治るものではなく、本人、家族が受け入れること、周りの人々が理解していくことで生活していけると感じています。摂食症（摂食障害）も同じで、治そうという意識で関わるよりも、受け入れて生きていくという考え方の方がいいのでしょうか？（子：12歳）

A

生活の中で受け入れ、認め、労《ねぎら》い、褒めることに慣れていきましょう。

摂食症（摂食障害）の場合、初期の時は、治すことに協力しようという親の意識は非常に重要だと思います。小学校高学年とか中学年初期など、かなり早い時期に見つかり治療を開始した時は、治すために一生懸命医療者側と協力をします。本人にもわずかでも治そうという気持ちがありますので、そこを引き出すということは大切ですね。しかし、症状がかなり進んだところで、無理やり治そうというのも無茶な話で、そういう時には、本人は治療を受けながら、保護者は治療者と協力し、回復を目指しますが、本人の今のつらさを受け入れて、温かく見守りながら生きていくことも大切になってきます。

神経発達症（発達障害）は考え方が少し違い、治そうとして治るというよりも、その二次的な障害を防ぐという立場が重要です。治るより成長することに重点を置き、本人を受け入れます。神経発達症（発達障害）の方は得意なところと苦手なところがあり、得意なところは伸ばし、苦手なところはギリギリのところでなんとかやっていけば生活ができます。神経発達症の中の、知的発達症の子も、その子に合った生活をしていくことができれば、充実した生活ができます。知的に大きな問題のない子は、どういう特性があるかをつかんで、どう支援につなげるかということが重要です。その観点に立つと、治そう・治るというものではないことが分かってきます。神経発達症（発達障害）と摂食症（摂食障害）のどちらも、支援せずに放っておけばいいわけではありません。成長できるよう良いところを伸ばす試みをみんなと協力して行う必要があります。親自身はそこのところを理解し受け入れる必要があると思います。

摂食症（摂食障害）になる子は自分を肯定的に捉えられない、神経発達症（発達障害）の子も叱られることが多いので肯定的に捉えられないという似たところがあります。そこをある程度肯定的に捉えられるようになる支援が要ると思います。それには、本人が精一杯生きているところを認め、労《ねぎら》い、褒めることが求められます。自分がしていることが評価されることで

「ああ、こうやっていてもいいんだ」「べつに食べてもいいんだ」と肯定的に捉えるようになるのです。本人は、食べて太ることに対して恐怖感を持っていますから、「食べても別に構わない」「自分はよくやってるし、見てくれてる人は見てくれてるんだ」と思えるかどうかです。しかしながら、一緒に生活しているとどうしても悪いところが目につくこともあります。それでもその中で「今日のそのネイル、いいよ」「ネックレス、季節に合っているね」など、日常生活の中で、認め、労い、褒めます。認められることで、本人の小さな「良くなりたい気持ち」が大きくなっていければいいですね。

Q 67

現在一日一食から二食は食べられるようになり、体重も37kgから40kg（身長156cm）ぐらいを維持しています。昨年秋頃に初めて抑うつ状態になり、今はお薬（抗うつ薬）で気持ちをコントロールしています。これは、摂食症（摂食障害）の拒食症の一過程なのでしょうか？　それとも、また新たに発症したのでしょうか？　本人は過食になった気持ちなのでしょうか？（子：18歳）

A

どれも考えられます。一つ一つ吟味していきます。

摂食症（摂食障害）の方が抑うつ状態を合併するのはある程度の割合で見られます。食べられない時になることはそう多くはないのですが、過食期に入ると、うつになる方は結構増えてきます。だんだん体重が増えてきて、自分自身が実際より太って見え、嫌悪感や耐えられない感覚から生じることもありますし、うつ病を元々背景に持っている人もいます。

また、食べないということで抑うつ状態を回避している人がいます。どういうことかといいますと、アルコールの例で説明します。ものすごく憂鬱《ゆううつ》な気分でいるとします。お酒を飲むと、アルコールの影響でその憂鬱が晴れるのです。元気になる。そういうことと似て、食べなかったら、脳内物質が分泌され、ものすごく気力が湧きます（飢餓によりβ《ベータ》－エンドルフィンという脳内麻薬と呼ばれる快楽物質が分泌されるようです。朝早くから走ったり、深夜遅くまで勉強したりします。ランニングでも、β－エンドルフィンによりランナーズ・ハイの状態にもなります）。そういうわけで、低栄養の時というのはうつになりにくいのです。逆に、食べだしたら、体重が増えるつらさに加え、β－エンドルフィンが出なくなってきますから、うつになってしまうことがあります。その抑うつ状態を耐えきるかどうかがこの病気の良くなる一つの分岐点になってきます。そこを食べないという手段で抑うつ状態から逃れようとすると、長期間、低栄養の状態から抜けられなくなります（飲酒、買い物に依存することもあります）。抑うつ状態を辛抱し、周りの力を借り、耐え抜いていけば良くなってきます。その耐え抜く過程において、抗うつ薬が効くことがあります。したがって、一度良くなるプロセスで副作用に注意しながら服用することも意味があることだと思います。

食べていない時に抑うつ状態になる可能性は非常に小さいのですが、栄養がギリギリの状態になると無表情になって、意欲もまったくなくなることがあります。そのときは、摂食症（摂食障害）の治療が優先されます。

ストレスを処理できず抑うつ状態になることもあります。ストレス対策をして抑うつからの脱却を図ります。

うつ病が独立して併存している場合も確かにあります。そのときは、うつ病の治療をすることによって、摂食症（摂食障害）の方が良くなることもあります。逆に、摂食症（摂食障害）から来る抑うつ状態だったら、摂食症（摂食障害）が良くなれば抑うつ状態は回復してきます。辛抱して、しっかり三食味わいながら食べて体重が増えてくるのを耐え抜くことができれば、良くなってきます。

Q68 暴力がある時の子どもへの対応はどうしたらいいでしょうか？

A 暴力を受けないよう離れます。

子どもが暴れた時の一番大切なことは、暴力を受けないようにすることです。母親が心身とも丈夫で、暴力を受けきった家族もいますが、ともかく離れましょう。まず離れる。次は、離れた場所でその子の気持ちが治まるまで待つ。そして、家族で協力して「暴力は良くない」「話は聴く」と伝える。しかしながら、そううまくいかないことも確かにあるでしょう。例えば、父親は仕事一辺倒で家にいないため、家族で協力できず、言ったらもっと暴れるのではないかという不安で何も言えない、とか……。しかし、どこかで勇気を出して、「暴力は良くない」と言うのは必要です。悪いことは悪いと言っても、それはその子のことを愛していないわけではないし、大事でないと思っているわけでもありません。「暴力は良くないこと。そしてあなたは大事な子で、話はいくらでも聴く。支援や協力はいくらでもする」というメッセージを送ることが必要です。「暴力は良くない」と言える勇気が要ります。それは食べることとか摂食症（摂食障害）とは別の問題です。食べられないことに対する子の気持ちを分かろうとそのつらさを汲《く》むことは大切ですが、一方で、その子の人生にとって「暴力は良くない」と伝えてもらうことも大切です。ただ、子どもを見捨てない限り、人任せにしすぎない限り、暴力は摂食症（摂食障害）が改善するとともに治まってきます。暴力は、他のストレス処理の方法が見つかれば、成長とともになくなってくることは覚えておきましょう。

Q 69

子どもが過激でグロテスクな発言をします。例えば「切り刻んでしまうのを楽しみにして生きている」「アルバイトはしたいけど、つらいストレスがあるから毎日手を切ってやる」などと言います。夫に連絡をして話を聴いてもらっていますが、どう対応したらいいでしょうか？（子：19歳）

A

身近な人に助けを求めましょう。

「切り刻んでしまうのを楽しみにして生きている」といったグロテスクな発言を聞いたら、答えようがないのは当然です。黙ってしまいがちになりますが、何も言わず聴いておくことが良いこともあります。ユーモアが通じるようなら、「大根を切り刻むのはお母さんも手伝うよ」と言うくらいのユーモアを交えた言い方を勧めます。「アルバイトはしたいけど、つらいストレスがあるから毎日切ってやる」と言うのであれば、「アルバイトで食べ物屋さんに勧めて魚を切りまくろう」とか、「お肉を切ろう」とか、ユーモアに変えてしまえば、それはそれでいいわけです。

それよりも大切なことは、あなたは一番大事な子なんだというメッセージをずっと伝え続けていくことです、延々と。そうすることで、本人も自分が大事な人間と気づき、切り刻むといった物騒な言葉は出なくなります。本当にあなたのことが大事なんだというメッセージが届くには時間がかかります。

こういうこと——過激でグロテスクなこと——を急に言われたらびっくりもするし、ショックです。したがって、夫に連絡して話を聴いてもらうというのは、決して悪くはないやり方です。この子は自分の生きづらさをこういった表現で表しているんだと理解し、夫婦で「この子は本当はつらいんだ」と確認し合う方がいいでしょう。

Q70

本人の病院での行動や話し方は普通の様子できちんとできているのですが、家での行動には何かと問題があります。食べては吐くことがひどくなってきて、少しのことでもイラッとして暴言を吐きます。そんな時どう対応すればいいのでしょうか？

（子：17歳）

A

病院での行動を評価します。例外的な行動を評価します。

病院での行動がしっかりとできているところは評価すべきでしょう。それが崩れるとクリニックや総合病院レベルでの治療は難しくなっていきます。ある程度保てているところを大切にすることです。「先生たちへの話し方、いいよ」とか「丁寧な言葉が使えて、いいよ」など、それとなく言ってあげることですね。「いいよ」と伝えれば「そういう使い方をしたらいいんだな」と脳に情報を与えていることになります。「なんで病院ではできるのに家ではできないの」と言われたら、非難されたと思い、さらに症状が悪化する可能性があります。できているところをしっかり褒めて、批判めいたことは、心の中だけにしておくのがいいのではないでしょうか。

過食行動については、血液検査データと体重からどの程度悪化しているのか、治療者との話し合いになるのだろうと思いますが、親としては毎日その行動を見ることは相当きついでしょう。その中で認めることは難しいけれど、「いつもだったら過食・嘔吐するのに今日はしなかったな」とか、「いつもだったらお母さんに暴言を吐くところだけれど、そうしなかったな」など変化に気づき、「今日は調子が良さそうね」と声をかけることで、「あなたのことを見守っている」ということが伝わります。ちょっとしたことや例外的に落ち着いてやれているところをうまく褒めていければいいのです。調子が良さそうなとき、何か言ってほしそうなとき、「今日、何かいいことあった?」とやんわり問いかけることができるようになると、本人の症状も改善しやすくなります。話したそうにしていたら、聞いてあげるという態度がいいのではないでしょうか。そこがこれから先どうなっていくかという分岐点になります。

本人自身も真実を暴かれるのはつらいことなので、家で過食・嘔吐していることは病院では言いません。しかし、訪問看護師など支援してくださる方がいて、うまく働きかけてくれると、本人自身も困っていることを相談できるようになり、治療の場でどう作戦を練るかという話になってくると思います。自覚している困り事について、それがどういうところから来ているのか、話ができるようになることが大切なところだと思います。追及しすぎず見守る過程で、本人が自身の困り事、つらい気持ちを素直に話したくなる時が必ず来ます。どこかで本人が「ちょっと話が」と言ったときに、相談に乗れるかどうかは重要だと思います。チャンスを見逃さないようアンテナをずっと張り続けることは大変ですが、どこかでチャンスは来ます。チャンスは来るのですが逃しやすく、逃してしまうと1年くらい来ないこともあります。「今日だ」と思ったらじっくり時間を取り、丁寧に親身になって聴きます。暴言を吐かれるのはつらいですが、どう寄り添っていくかが大切になると思います（Q68も参考にしてください）。

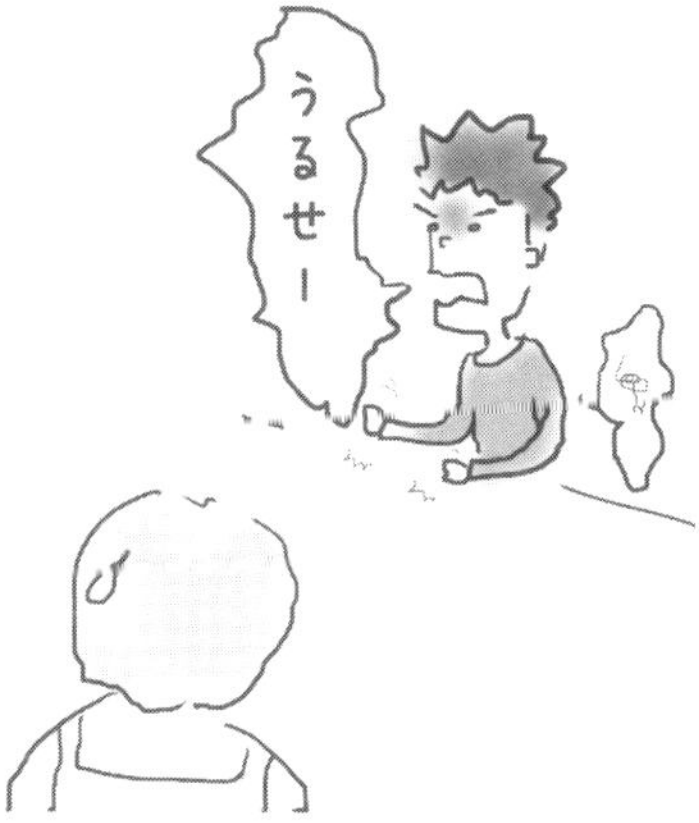

Q 71

わが子は外出先から戻ったらすぐ入浴します。シャワーで済ますことが多いのですが、湯船に湯を張って入った方がいいのでしょうか？　また長時間入っていいのでしょうか？（子：22歳）

A

低体重の時はシャワーで。過食の時は湯船で。お風呂をゆったりする場にして、ストレスを発散する場にしていきましょう。

湯船に入る方がエネルギーをたくさん使います。シャワーの方がエネルギーを使いません。ですから、低体重の時は、冬でもシャワーの方がいいのは確かです。低体重の時は、そう簡単には風邪を引かないので（風邪を引くと重症化しやすいですが）、シャワーで済ます方がいいのですが、念のため部屋は暖かくしておきましょう。体重が増えてきて過食期に入って結構食べている時はシャワーでも湯船でもどちらでもいいです。

湯船にゆっくり入って、ゆったりする感覚は、特に過食の時は大切です。過食の時は焦燥感と自責の念が強くなりますから、ゆったり感を味わうのがいいですね。それから、シャワーは、ブワーッとかけて勢いよく流したり浴びたりすることで怒りなどを発散させる働きがあります。湯船にゆったり浸かって、シャワーで「コノヤロー」って言いながら、最後にお湯を風呂場じゅうにブワーっとぶちまけることを提案しています。そのようにして、お風呂でゆったり感を得てリラックスをし、ストレスを発散する場にすることを勧めます。その時その時によって利用の仕方は違いますが、うまく利用できるといいですね。

それから、母親が一緒に入ってのぼせない程度に話を聴く。洗ってあげる。その時にゴリゴリとやると、骨と皮が目立つ身体には痛いんです。ゆっくりとそーっと洗ってあげるのがいいようです。母親も洗ってもらう。本人にこれが普通の身体なんだっていう感覚を持ってほしいと心の中で思う――言葉に出す必要はないですよ、言ったらまた反発するでしょうから――。手で触ることで感覚が伝わる（やせすぎの母は問題ですが）。そういう意味合いで母親が一緒にお風呂に入って、その時に少しでもお話ができたらいいと思います。お風呂に入るというのはこの病気には意味があると思います。

外出先から戻ったらすぐに入浴するという人の中には、外の世界が汚いのですぐに洗い流したいという人もいます。言葉にする方は少ないですが、他の人との関わり合いを持ちにくい子が多いので、そのぶん生きづらいです。そのつらさを洗い流したいという気持ちもあって、そういう意味では長めの入浴によってつらさが軽減すれば悪いことではないだろうと思っています。

父とか兄とか母とか他の人が先に入るのが嫌だという人もいました。綺麗《きれい》に洗うという意味合いで、お風呂に入った時に長くこすって、長時間入る人もいます。入浴時間が長すぎるのは避けた方がいいと思いますが、なかなかそうもいかない時があって、そういう時は話し合いをしながら、できるだけ短くできればいいと思います。入院すれば30分程度と決められますが、入院前には1時間、2時間と入っている人はざらにいます。長時間の入浴を避けるには工夫が必要です。体重を減らしたいという気持ちもあるのですが、それ以外の不潔恐怖的なこだわりを持つ人もいて、摂食症（摂食障害）が良くなっていってもこだわりが残る人もいますが、2時間を1時間50分にする、次に1時間40分にするなど、段階的にほどほどにするような話し合いはトライしてみましょう。

強迫的なところやこだわりが強くなると、今度はお風呂に入れなくなります。入ったら2時間も入って、徹底的に洗うからつらくて苦しくなり、お風呂に入らなくなります。この場合、果たして、2時間入るのがいいか、入らないのがいいかと言えば、入らなくてもいいのではないかと思います。皮膚病には気をつける必要がありますが、摂食症（摂食障害）が改善してくると30分以内の適切な入浴時間になってきますから、焦り過ぎずに付き合っていくことです。つらさが大きい場合や長期に続く場合には薬物療法や認知行動療法を勧めます。

まとめると、拒食期の時はシャワーで済ます方がいいですが、過食期に体重が増えてくるとシャワーでもいいし、湯船でもいい。湯船にはゆったりとする効果があり、シャワーは、衝動性などを緩和する効果があるということです。

Q 72

毎年、多くは夏の時期に、身体が痒《かゆ》いといって特に脚全体を血が出るまでひどく掻《か》くので傷跡が黒く残り、膿《う》んでいるところもあります。これも過食と同様に、ストレス解消の一部でしょうか？　また、時々髪の毛を抜いているのですが、その都度注意した方がいいのでしょうか？（子：13歳）

A

アレルギーなら薬物療法、ストレスなら他のストレス処理方法を探しましょう。

結構多くの子が掻《か》きます。アトピー性皮膚炎の子も、やせているときは少し痒《かゆ》みが治まりますが、食べてくるにつれて痒くなることがあり、それは非常につらいところです。ただ、ある程度辛抱してもらうと改善してきます。今は副作用の少ない抗アレルギー薬があって、アレルギーの薬を飲みながら痒さに対応している人もいます。

過食と同様にストレス解消の一部になることもあります。掻くことが次第に癖になっていきます。癖になって掻いていくと、傷になります。ストレスがかかると掻いてしまいます。一種の自傷行為の意味合いを持つこともあります。

髪の毛を抜くのも同様です。これは抜毛《ばつもう》という行為です。掻くのは冬場であれば手袋をしたり薬を使ったりしますが、髪の毛を抜く人には薬は効きにくいようです。通常は、髪の毛を抜くのは小さなお子さんに多く、髪を抜いたときに注意をせずに、他のことに注意を向けさせるのが良い方法だといわれています。ですから、髪を抜いていたら、「テレビで面白いのやってるよ」とか、もし食べられるようだったら「紅茶タイムにしようか」という声かけをするのもいいです。病院では、髪を抜きそうになったら、鉛筆で何か書いたり、テニスボールを握ったりしてみようというような指導をすることもあります。男児なら髪の毛を短く刈り上げることもあります。摂食症（摂食障害）が良くなってきても抜毛が続く人もいます。中には、髪の毛を抜く代わりに枝毛を切るとか髪の毛をいじりながらクルクルっと指で巻く人もいます。忘れてはならないことに、毛髪を食べる異食症があります。毛髪を食べると、胃の中で消化されず石灰化され、手術が必要なことがあります。抜毛が改善したと喜んでいたところ、実は食べていたということがあるのです。そのようなものでなければ、癖が一つくらいある方が食べ物へのこだわりからは抜けやすいです。何か一つ本人にとって害にならないような癖は持っていてもいいのだろうと思います（Q73も参照してください）。

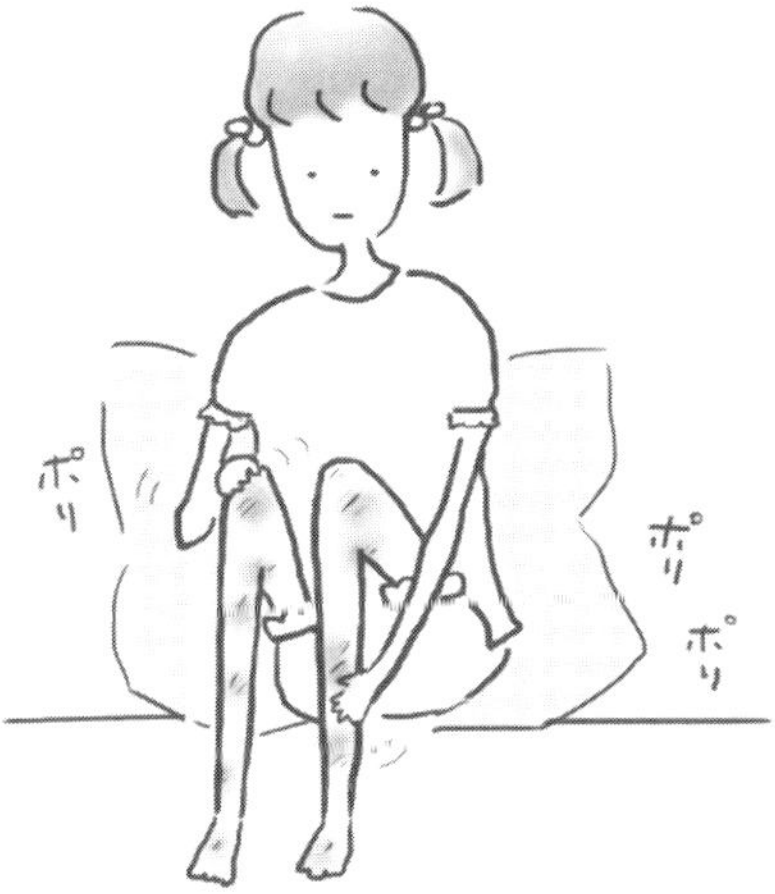

自傷に関する質問

Q
73

娘が数カ月前から眉毛を抜くようになり、だいぶ薄くなり毎日眉を描きます。ストレスが溜まっているのでしょうか？　なるべく容姿については触れないようにしていますが、他にはどんなことに気をつければいいでしょうか？（子：13歳）

A
ストレスとは関係ない場合もあります。そっと見守りましょう。

一番は、そっと見守ることでしょう。ファッションの一つとして、眉描きを母親が手伝っている家庭もあります。私の患者さんでも眉毛を抜く人はたくさんいます。男の子でも結構抜きます。最初は髪の毛を抜く人が多いのですが、眉毛にいくこともあります。なぜ眉毛を抜くかというと、抜きやすいのです。位置的に手が届きやすく、勉強している時にもつい手が行きます。触っているうちについ、ピッと抜いてしまうんですね。抜いたことで少しストレス解消みたいになるのです。ちょっと手持ち無沙汰でいて、つい抜く。癖になることもあります。眉毛を全脱毛してアートメイクにしている人もいます。そのため、抜く、剃るという行為が果たして自分に向かっている攻撃性なのか、綺麗《きれい》にするためになのか、それとも、自分自身を変えるタトゥーみたいな意味合いがあるのか、何とも言えないところです。本人の嗜《し》好《こう》や考え方もありますので、ファッションやコスメティック的なものというのは善し悪しを判別するのは難しいですね。

ここで毛を抜く行為について一般的なお話をしておきましょう。

❶外に対する攻撃性が自分に向けられている

自分の好きなように眉を抜いて描くのは、悪くはないのかなという気はします。一般的に眉毛を抜いたり、髪の毛を抜いたりするのは、外に対する攻撃性が自分に向かっていることだともいわれています。そういう一面もあるのかもしれません。自分自身の自信のなさにより行為に出てしまうというところもあります。自信が出てきたり、飽きてきたり、また違うことで一生懸命になりだしたりしたらやめるものです。親としては注意を他のものに向ける試みはしてもいいと思います。ただ力ずくでやめさせようとしても、隠れてやるようになりますから、無理強いは禁物です。

❷ストレス処理としての一面

ストレス処理という一面もあります。そのストレス処理が他のもので代替できたり、他のものに向くようになったりしたら消えていきます。人前ではやらないでしょうし、個人的な小さな楽しみであったりもしますので、一概にはものすごく悪いとは言えません。ですが、ストレスが溜まってそのような行動に向かっているのであれば、親はストレス処理方法を一緒に考えるなど、ストレスが減る方向に協力したらいいでしょう。

❸他のストレス処理と気分転換法

例えば、テレビでヨガをやっているのを見ているときに、「ヨガや気功って、なんか気分転換にいいんだって」と呟《つぶや》くことは悪くありません。私は最近テレビのラジオ体操を勧めているのですが、あれはなかなかいいと思います。身体も温まりますし、本当に気分転換にいいのです。本人に露骨にストレス処理にいいよと言うとまた反発するので、「こんなのは面白そうだし身体に良さそう」とか、そういうことを少しずつ言って、本人が少しずつ自分なりに何か良いことを取り入れてやりだしたら、上手にストレス処理ができるようになる可能性があります。ちょっとしたことをそれとなく言うことも、ストレス処理方法を改善するきっかけになることもあり、意味があるのです。

❹容姿については触れない――「茶化した」と本人が言ったときへの対応

容姿については、触れない方がいいと思います。体重や食べる量が増えてきたとしても不要なことを言わないのがコツです。親は言わないで黙っておく。我々医師が「顔色が良くなったね」とか、時々言うのは悪くないのでしょうが、親は言わない。「大人になってきたね」というのもそうです。診察室に入って来た瞬間に、主治医から「おっ、大人になってきたね、髪型とか」と言われたら、本人もそうかなと思うかもしれませんが、距離的に近い親がそれを言うと、「またそんな茶化すようなこと言って」となり、真意が伝わりません。

しかし、例えば卒業した時に、子どもの手を握って「3年間よく頑張ったね」と言ったり、「この3年間のあなたの成長は素晴らしいものだ。素敵になった」と手紙を書いて渡したりするのは、茶化したとは受け取られないと思います。時機を捉えてきちっと伝えられるかというのは大切で、それで本人が認められたと感じることになり、ストレス負荷が減って、抜毛や自傷がなくなることにつながります。

❺自傷行為も親から分かってもらえたときに終わる

自傷行為と眉毛を抜くのが近いものだとすると、眉毛を抜く方がずっといいのだろうと思います。自傷行為が良くなるのは、たいてい母親や他のきょうだい、父親から分かってもらえた時だと思います。主治医から分かってもらえたって関係ないような気がします。特に親から分かってもらえたと心の底から感じたら、自傷行為はやめて違うものに移るでしょう。

Q74

わが子がリストカットの予告をしてくるとき、困ってしまいます。「止《と》めたら切るから止《と》めないで」と言われます。本人の好きなように言わせて、ただ聴いているだけなのですが、止《と》めずにいていいものかどうか、どう対応したらいいのでしょうか？

（子：18歳）

A

本人の話をしっかり聴く。切った場合は傷の処置をする。必要なら救急病院を受診する。

リストカットの予告については、まず予告してくれる方がありがたいです。予告しないでやって、親に見せないようにする場合はかなり厄介です。私の実際の診察ではこれは絶対に親に見せた方がいいと本人にアドバイスしても、親に言うまでにかなりの時間を要することがありました。子どもは親に「こんなに大変なんだぞ」ということを見せたい気持ちもあるけれども親に見せるまでには結構長い時間がかかります。リストカットが予告できるというのは前進していると言えるのです。

予告してきたらまずは聴くだけでいいと思います。リストカットをして「やっちゃったんだよ」と言ってきたら、それほど驚かずに「ちょっと切っちゃったね」と言いながら処置をしてあげるのが重要だといわれています。消毒をして傷がひどかったら病院に連れて行ったらいいと思います。傷がそれほどひどくなかったら、淡々と、ただし本人のことが大事だという表情で、「ちょっと大変だったね」「ちょっと血が出てるね」と言って処置してあげましょう。

リストカットの予告をしてきたときに、冷静にその話ができる場であれば、何のためにリストカットをして、それがどういう効果があるのかといった、リストカットの意味や具体的な話までできればいいのですが、なかなか親子ではそこまではできないのではと思います。カウンセリングでもなかなか難しいようです。

診察の場面では、リストカットやその予告をされたときは、リストカットはストレス処理の一環と考え、リストカット以外の何か他のストレス処理方法を探します。リストカットだけでなく、オーバードーズ（ＯＤ、過量服薬）でも同様に、だめだと分かっていてもやってしまうところがつらいのです。本人が「しようと思ったけど我慢した」と言ってきたら、ものすごく喜んで「よく言ってくれたね」「よく頑張ったね」「辛抱したね」と言って、しばらく一緒にいて落ち着くまで待ちます（通常は衝動性を止められずにやってしまいますので、我慢できたらすごいことです）。

過食もそうですが、その衝動が落ち着くまで一緒にいてあげて、手をつないでじっとしておく。何もしゃべらなくてもいいのです。

もしも「やめなさい」と言うときには、本気になって殴り合いや取っ組み合いをするぐらいのエネルギーが必要です。本人が落ち着いたら、手を握り抱きしめましょう。そして号泣してもいいのです。これでリストカットがおさまることもありますが、本人にとって問題が未解決なら、「やめなさい」と言ったところで効果はありません。

Q 75

わが子が「早く死にたい」「苦しい、生きていくのがつらい」「お母さん助けて」と言います。どうしてほしいのか尋ねると、本人自身が分からないと言うので、じっと見守るしかできません。具体的にどうしてやったらいいのか分かりません。

（子：16歳）

A 「お母さんはいつも助ける」と言い続けましょう。

「お母さんはいつでも助けるから」と言い続けるのがいいと思います。あとは、「なんでこんなことを言うのだろうか」という顔ではなくて、「ずっと生きていてほしい」という顔でずっと見守ります。じっと「この子は私の子なんだ。この子にずっと生きていてほしいんだ」と心から思ってずっと見守っていきます。「助けてって言ったらいつでも助けるから」と伝え、「まず何をしようか」と聞きます。子どもがそれも分からないと言っても、「一緒に探していこう」「困ったことを思いついたら言って」というふうに返すのがいいでしょう。

「もう早く死にたい」と言われた場合、何もしゃべらなくていい時、「生きていてほしい」と、ぽつりと述べるのがいい時、手を握って目をじっと見つめるのがいい時もあるでしょう。ぽろっと涙を一筋流してもいいのです。心の中で、生きていてほしいという気持ちを持ちます。この子に生きていてほしいという心を大きく膨らませます。常に生きていてほしいんだと念じ続けると、親の気持ちが伝わっていきます。それでも子どもは「早く死にたい」と親に訴えます。どんな反応をするのか試してきます。親が曖昧な言い方をすると、「やっぱり死んだ方がましなんだ」とか、「お母さんは私なんかいない方がいいんだ」と捨て台詞を言って飛び出すようなこともあるでしょう。けんかになっても、最後には「でも、あなたには生きていてほしいんだよ」と声を大にして伝えたらいいのです。

過量服薬に関する質問

Q76

処方されている薬を大量に飲んでしまいます。一度でなく、繰り返してしまいます。どのように対応したらいいのでしょうか？（子：24歳）

A

救急外来を受診し、必要なら胃洗浄します。その際、手を握ってつらい気持ちに寄り添いましょう。

摂食症（摂食障害）の方は、薬をたくさん飲む（過量服薬する）ことがあります。多量の薬を飲む時の本人の苦しさやしんどさは、「食べることから解放されて無になりたい」といった気持ちであることが多いようです。これらの行動の背景にあるのは、一番には「分かってほしい」という気持ちのようです。自分がこういう状況に置かれていて、「こんなに苦しいんだ、つらいんだ」ということを分かってほしい。それも心の底から分かってほしいということです。親は、本などで勉強し、主治医、カウンセラー、看護師、管理栄養士、薬剤師などの支援者から学び、なんとなく分かったような気がするのですが、子どもにとっての「分かってほしい」というのは、それとは違うようです。決して親が子どもの苦しさを分かっていないわけではなく、子どもにとって「分かってほしいこと」が親の「分かっていること」とズレがあるということです。ここがこの病気の難しいところです。最初はそうしたズレがあるものですが、子どもの「分かってほしいこと」に親の「分かってきた」が追いついてくるのが回復への道筋でもあります。過食も拒食もそうですが、「分かってほしい」ということは、摂食症（摂食障害）の大きなテーマです。

そのため、多量の薬を飲んだ時というのは、逆にチャンスの時と言えます。訴えたいことや伝えたいことを「全面的に受け止めようじゃないか」というぐらいの受容力が必要です。子どもの行動化の際に、何ができるかは、かなり難しい問題ですが、良くなるためのチャンスであるということは頭に置いていただければと思います。

多量の薬を飲んだ時には、まずは救急の病院に連れて行き、胃洗浄をしてもらいながら、その横で親は手を握って寄り添います。「なんて馬鹿なことをしたの」と言ってしまいがちですが、3回目、4回目、5回目であろうが、救急へ連れて行き、そのたびにただ黙って手を握ってそばにいましょう。それが長い目で見ると効果的です。親と子とが一緒に、「薬を飲まないといけないくらいしんどいんだ」ということを身にしみて感じて、親がそばに寄り添い、「薬を飲んでもこの子はこの子なんだ」という気持ちになることが大切です。親が「(この子が)いるだけでいいんだ」「生きているだけでいいんだ」というような気持ちになり、徐々に子どもも本人にも伝わるには、相当な時間はかかりますが、「本当に子どものことを考えている」という親の気持ちが子どもに伝わると、過量服薬を防ぐためのいろいろなストレス処理の方法を、一緒に考えることもできます。多量の薬を飲む寸前の気持ちを話してもらい、その気持ちを汲《く》み、手を握り、しばらくじっと寄り添います。多量の薬を飲みたくなったときに、保護者や支援者に伝えることができれば、防ぐことがさらに容易になり、時間が経つとともに過量服薬への衝動性がおさまっていきます。摂食症(摂食障害)が治ってくる過程で過量服薬が見られることがあるのですが、この対応を繰り返すことにより過量服薬はなくなります。

また、過量服薬による急性の薬物中毒と、薬を長期間服用することにより形成される薬物依存は異なるものです。利尿剤や緩下剤《かんげざい》などへの薬物依存が出てくることがあります。緩下剤を50錠、100錠と飲み、常に下痢の状態でないと気持ちが悪い(お腹の中に食べ物があると耐えられない)というような状況に陥ることがあります。他の合併症がなく、摂食症(摂食障害)だけなら、「その子の気持ちやつらさを汲む」ことを通して、過量服薬はなくなっていきます。

Q 77

わが子は20歳女子で、大学休学中です。あまりにも苦しいから自殺しようと過量服薬し、2回目の入院中です。病院にいる間は、三食しっかり食べられるのですが、熟睡できず、疲れるため、自宅外泊もしています。医師に自律神経失調症かもしれないと言われました。高2から拒食症の治療をしていますが、昨年の秋頃から本人が通院を「意味がない、よけいに落ち込む」と拒否するようになりました。「家にいると過食し、死にたくなる」と言います。親が薬を管理できればいいのですが、大変心配です。退院してから、薬とどのように付き合い、また良くなるために親はどうしたらいいのでしょうか?

A

主治医と話し合い、親の管理下で服薬することをルールとしましょう。

過量服薬というのは、管理が必要です。まず一つ目は、病院で医師との約束をする。薬が処方された場合、最初のうちは母親の管理下に置いて、1日ずつ渡す。それも溜め込む可能性がある場合は、1回ずつ渡して、しかも目の前で飲んでもらう。そういう作戦をとります。母親の管理の下、処方をお願いするのがいいと思います。主治医と協力して約束事、ルールとして実行します。

残った薬は母親が鍵をかけて管理します。その方が確実です。最初は、本人が自分で薬を管理できないし、自分自身の管理も難しいようです。だんだん本人が自分で管理できるようになります。今は薬でそう簡単に死なないとはいえ、それでも危ないときがあり、救急車を呼んだ方がいい場合もあります。

「過量服薬が心配だから病院の先生にどういうやり方で防ぐのか、あなたと一緒に行って話し合いたい」とたとえ本人が怒ったとしても話すべきです。薬がどの症状に処方されているのかを把握して、効果や副作用について本人と話し合い、主治医と相談していくのが、薬との付き合い方の一つです。

万引きに関する質問

Q78

万引きも、リストカットや過量服薬と同じように考えていいでしょうか？気持ちが落ち着いてくれれば、そういう異常な行動は消えますか？（子：17歳）

A

同じように考えていい部分もありますし、違う部分もあります。気持ちが落ち着いてくれればな

くなります。

リストカットや過量服薬と万引きは同じような部分もあるし、そうではない部分もあります。本人にもなぜか分からないけれども、摂食症（摂食障害）ではそれらの行動に走ることがあります。それらの共通点は癖になるところ、異なる点は万引きでは死なないというところです。過量服薬およびリストカットでは死ぬ可能性があります。そこに差があります。また、万引きは病院ではなく警察のお世話になり、リストカットや過量服薬では救急外来が必要になります。すなわち、お世話になるところや緊急性に違いがあります。

リストカットをして、親に「何してるの！」と言われても止《や》まないのに、看護師が非常に親切に介抱してくれたり、外科医が淡々と治療してくれたりしたことが印象に残って、しなくなるということもあります。親が本人の気持ちを汲《く》み、本人が分かってもらえたと思えれば早めにやめます。

リストカットをしたとき、一番近い救急病院に連れて行き、毎回医師から「またやったのか」と言われても、親は「申し訳ありません」と言いながら子どもの手を握って、涙を流す。そういうことを繰り返しながら、「この子の苦しさというものを自分（母親自身）で受け止めていくんだ」という姿勢が伝わっていけば、お子さんから自傷をだんだん遠のけることができます（Q75も参照してください）。

万引きは、そのときに親が見捨ててしまうと、とんでもない方向に行ってしまいます。見捨てずに両親で警察に身柄を引き取りに行って謝って、また警察に行って謝って、そのたびに行って謝っていたら、それを子どもが見ていて自分のために親がここまでしてくれるんだと思ってしなくなることが多いようです。その際に、「何やってるんだ、おまえは！」と本人のつらさを汲まずに罵倒するようなことが続くと、何回も万引きします。

摂食症（摂食障害）で万引きをした人が窃盗の罪で入り、刑務所内で摂食症（摂食障害）の治療が必要なことがあります。我々は「なぜそこまで追い込まれたのだろうか」「なんとかどこかで止《と》められないか」ということを常に考えています。初期の対応では、とにかく何枚も診断書を書きます。警察に書いて、弁護士に書いて、裁判所に書きます。「病気の状態でこうなっていて、病気が良くなってくればこういう症状は消えてしまうんだ」と。「今必要なのは刑罰ではなくて治療なんだ」ということを訴えていくわけです。理解のある検事や弁護士に会えば、親身になって考えてくれて罪の軽減のために努力してくださいます。その結果、執行猶予がつくぐらいで、5年間辛抱できれば懲役何年という罰は消えます。それでなんとかなった例もあります。そのように丁寧に交渉する必要があるようです。幸いなことに、著者が診ている方の中には刑務所に入った人はまだいません。日本摂食障害学会のシンポジウムでも、討論されてきました。摂食症（摂食障害）を合併していても、窃盗常習犯ならば、きちんと罪を償う方がいいのは確かです。罪を犯した摂食症（摂食障害）の自分自身としっかりと向き合う時間と場所と治療が必要です。過量服薬やリストカット、万引きは、摂食症（摂食障害）が良くなってきて気持ちが落ち着いてくれば自然となくなる方が圧倒的に多いようです。

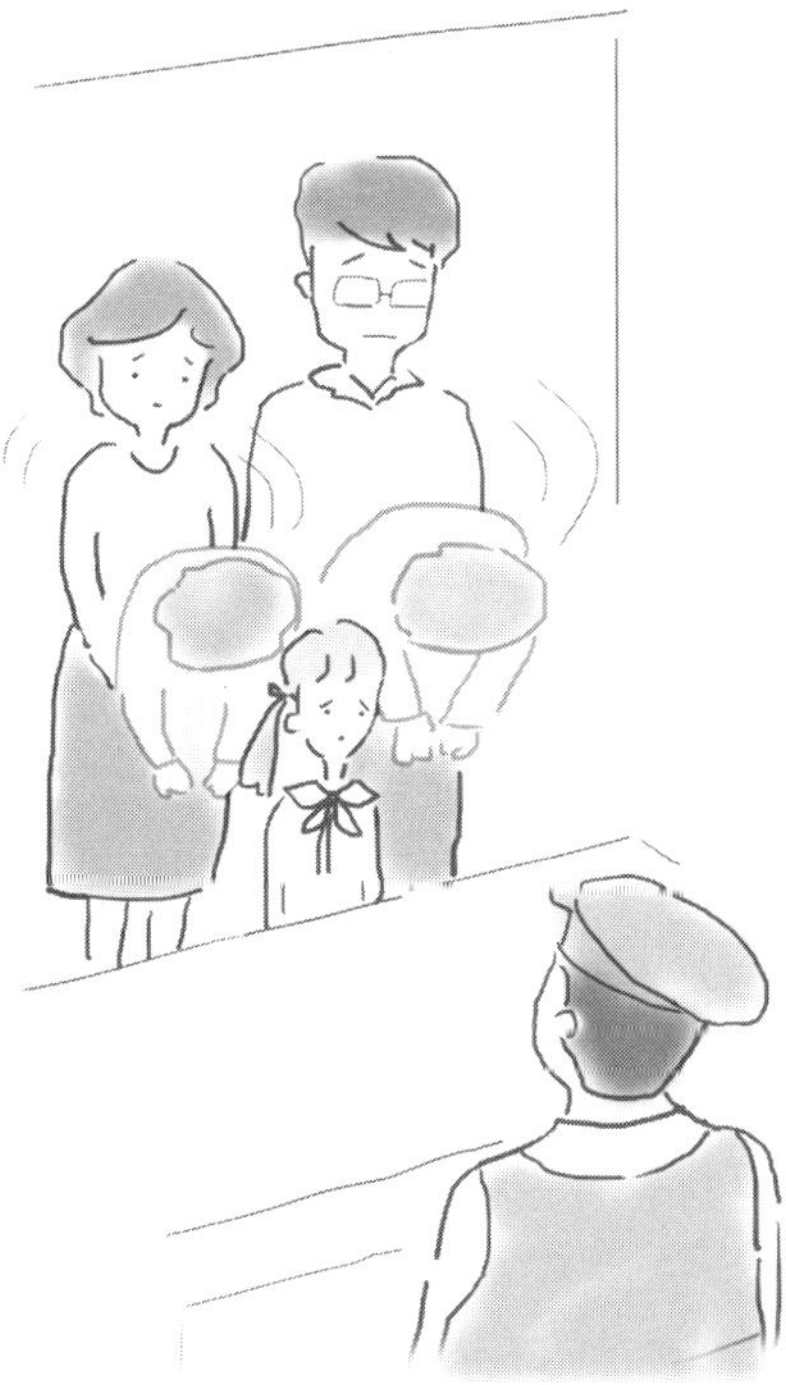

Q 79

拒食の時、「えーっと、えーっと」と、話す時に言葉が出にくくなりました。食べられるようになった現在も人と（特にあまり親しくない人と）話すときにゆっくり話しますが、時々「えーっと」と言葉が詰まるようです。本人も気にしているのですが、これは後遺症みたいなものですか？（子：16歳）

A

脳の力が低下している場合もあります。時間がかかっても待って本人の言葉に耳を傾けましょう。

拒食（不食）になる前に言葉が出にくくなる人がいて、拒食（不食）の時期に言葉が出にくい人もいます。また、食べだしても言葉があまり出ない人がいるのは確かですね。最初からよくしゃべる人もいます。

一つ目は、栄養状態が悪く脳の考える力が落ちている場合があると思います。二つ目は、柔軟性が落ち、しゃべるのにまとまりが悪くなることもあります。三つ目は、緊張度が高くなって、緊張するがために言葉が出にくくなることはあります。親には、しゃべりだしたら暴言を山ほど浴びせる子でも、家庭外では言いたいことが言えないときがあります。診療の際、しゃべれない方に対しては、私は「思っていることを書いてきてください」とお願いします。「えーっと、えーっと」と言葉が出にくく言いたいことが言えない方も、書いてこられたら、言いたいことは分かりますので話し合えます。書いてこない方や、言えずに家に帰る道中で「お母さんが言ったから言えなかった」みたいなことを言う方もいます。

そういう人に対して私は、本人が話すのを待ちながら、同席した親御さんから一時的に話を聴いて、「お父さんに言ったのは本当かな?」とか、「それで間違ってない?」と確認しながら話してもらうこともあります。つまり本人の代わりに時々お父さんやお母さんが手助けして言ってくれるのですが、それは一応その親御さんが解釈した上で言っているので、本人の本当に言いたいこととはちょっと違うことがあります。人によっては、「そんなこと言わないで」と言うこともあります。しかしながら、親御さんが言ってくれることによって、支援者にとって手助けになるわけです。この病気は、本人の言いたいことが支援者に伝わるかが重要です。そのうちに、本人が書いてきたり、「えーっと、えーっと」と言いながらしゃべりだしたり、さらに「えーっと」もなくなって素直に自分の思いを話しだしたら相当の進歩です。本人の言いたいことが伝わってこないと治療が進みにくいのです。たいていのことは伝わるのですが、やはりある程度きちっとした言葉がないと、本当にうまくいくとは限りません。だからこの「えーっと、えーっと」と言うのは、本人が自分の言いたいことを言うための、ある一つの段階と考えた方がいいかもしれません。そうならば「えーっと、えーっと」には、ちょっと待ってあげることのできる余裕が支援者側にあればいいと思います。

Q 80

最近2年ほどは普通の生活を送れています。食事も拒食気味といったところです。生活に余裕がなくなるとイライラしますが、普段は穏やかです。ただ、何かにいっぱいいっぱいになると、仕事の帰り道に帰る方向が分からなくなるとか、自分でもびっくりするようなことをしてしまうと言います。拒食の時に物忘れが激しかったのですが、その後遺症ですか？　本人も気にしています。（子：24歳）

A

物忘れするのは、脳に余裕のない状態が続いているからであることが多いようです。

摂食症（摂食障害）では、あるところまではイライラせず快活ですが、栄養状態が悪化してくると、誰もがイライラします。常に余裕がなくなるという感じです。ただ、本人のかんに触ることをしない、本人のつらい部分に触れないということをしていれば穏やかにいられます。食べ物の話や体重の話、友達関係の話など、本人が触れてほしくないところに触れると、突然イライラしはじめます。

多くの人が、いっぱいいっぱいになると、自分でもびっくりするようなことをしてしまいます。仕事の帰り道に帰る方向が分からなくなってしまうということもあります。ある例では車に乗っていて知らないうちに電柱にぶつけたということもありました。これは脳に余裕がないからだと私は思っています。食事のことや学校であったことをものすごく気にしすぎて、そのことばかり考えてしまう。一番悪いときはほとんど食べ物のことが脳全体を占拠している。脳の働きに余裕がないので、ふとした時に家族が「え？」と思う言動があります。

現在の物忘れは、脳に余裕のない状態がまだ続いているからだと思います。それが徐々になくなっていき、最後は普通になることが圧倒的に多いです。しかし、うっかりは残りますね。治る途中では、「定期券を忘れた、鍵を忘れた」などしばしば「え？」と思うことがあるものです。それでも社会生活は送れますし、我々でも誰でもうっかりすることはあるものです。このことが最終的には問題になることはなくなるでしょう。本人が気づけば対策を練ることができます。例えば、職場や駅から出たときに深呼吸して「今日もよくやった、今日はこの道で帰ろう」と確認することなどです。

Q 81 摂食症（摂食障害）になったら、良くなっても残る後遺症などはありますか？

A 症状が長期にわたって続けば、後遺症は残ります。

発症から治るまでが短ければ、ほとんど後遺症はありません。しかし、症状が長期にわたって続くと、後遺症が出やすくなります。回復が遅いと失うものが多くなります。二次性徴が遅れます。成長が滞り、低身長にもなります。ホルモン分泌がなくなります。例えば、小学校の5年生頃に生理が始まらないまま発症し、11歳から10年間生理がない状態で21歳になった場合、多くはホルモン治療を必要とします。徐々に良くなっていき、生理も始まり、社会適応もできてきたとしても、生理のなかった10年間で、骨は弱くなり、身体も子どもの体型が続きます。本人がホルモン治療を受けない場合、骨粗鬆症《こつそしょうしょう》となり、また子宮や卵巣が成長しません。ホルモン療法を開始しても効果の出現にはかなりの時間がかかります（早めに体重も回復し、肝機能なども含めて身体面が改善すると、生理を回復するためにホルモン治療を早期から開始することも可能となり、すると後遺症はずいぶん少なくて済みます）。

精神的な部分で言うならば、脳にも影響を与え、不安、強迫などさまざまな精神症状が出現します。不登校やひきこもりになる場合もあります。

食べることができるようになり、体力を回復しても、学校へ行けない場合を考えてみましょう。学校に行けなくて不登校になったとして、不登校自体を後遺症と捉えるならば、ある期間、後遺症として、本人は不登校のことを悩む期間はあります。しかし、それでも不登校の時に安心して生活できれば、「学校に行っていなくても将来こんなことをしたい」「大学や専門学校には高校卒業資格を取って行きたい」というように考えることができ、逆に成長するチャンスになります。摂食症（摂食障害）の方にとって、不登校という状態は、非常につらいことで逆境に見えますが、克服するチャンスでもあります。本人がなんとか良い方向に進みだしたその時には、不登校での生活は一つ一つが克服する材料に、本人が成長する糧になると言えます。心身両面とも、長引けばいろいろな工夫が必要になります。

病気になったこと自体のつらさや厳しい治療体験、周りの見る目、声かけがトラウマになることもあります。トラウマ予防には、時間をかけて十分話し合う、安心感を与え、安全な場所を提供するなど適切な支援が必要になります。

Q82

向精神薬の後遺症はありますか？　時々夜寝る前、自分の意思とは関係なく目が上を向いてしまったり、朦朧《もうろう》としたりするので心配です。（子：24歳）

A

向精神薬の後遺症は多くはありませんが、長期服用で後遺症が出現する薬はあります。すぐに主治医に相談しましょう。

目が上向く（眼球上転《がんきゅうじょうてん》）のは副作用の場合が多いのですが、服薬していなくても目が上向く方はいます。栄養不足の時にも見られます。目が上に向くことに対する副作用止めの薬はあります。朦朧《もうろう》とする場合、薬が中途半端に効いているときがあります。目が上を向いていることや朦朧としていることを主治医に一度相談するのがいいと思います。薬に対して抵抗するタイプの人は、朦朧としながらもやっぱり体重を減らしたいし、眠りたくないから一生懸命起きていようとします。この場合、そばにいて、倒れないように見守り、手を握って、「私がいるから大丈夫だよ」と伝え、安心感を与えることが良い対処法です。安心感を与えることによって朦朧から睡眠に変わることもしばしば経験します。

非常に数は少ないのですが、あるタイプの薬は後遺症が出ることがありますので、しっかりとした見守りが必要です。不眠、不安などの精神症状が改善してくれれば薬は減らせます。副作用は薬には付きものですから、主治医に、効果と副作用について尋ねたり、「後遺症のことが心配です」と伝えたりして、相談することを勧めます。

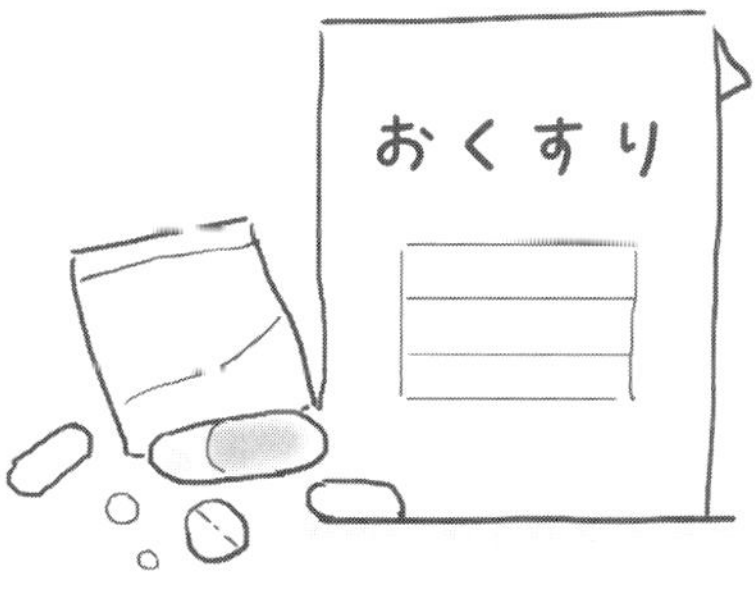

Q 83

子ども部屋がかなり散らかっているのが気になります。食事や入浴なども含め、生活態度のかなりの乱れにどのように対応したらいいか戸惑っています。普段は口出しせず、本人に任せていますが、どうしたらいいでしょうか？（子：12歳）

A

もともと片づけが得意な場合は、口出しせず、しばらく見守りましょう。病前から苦手な場合は、機会を見つけて片づけの練習を提案し、手伝いましょう。

生活態度の乱れも、摂食症（摂食障害）には付きものです。几帳面できちっとした子が病気になって、食べられない時は、さらに几帳面になり、神経質さが増します。その後、食事量が増え、過食になると、片づけなくなり、部屋が汚くなってきます。過食期に、きちっとしすぎたら再び食べられなくなる可能性もありますし、精神的に危ういこともあります。ある方が、食べられるようになり、その方のお母さんが、「食べるようになっても、こんなに綺麗《きれい》にしているのよ、この子はずっときちっとして」と喜んでいたところ、転落事故を起こしたと聞いたことがあります。摂食症（摂食障害）が治る過程で一度は生活態度が乱れることは知っておいた方がいいと思います（自殺未遂を防ぐには、親が大事な子だというメッセージをずっと送り続けることが第一です。カテゴリー10を参照してください）。

治る過程で、生活態度がかなり乱れたり、片づけや掃除ができなくなったりするのは決して悪くはありません。幼い時にものすごくきちっとした子だったら、時とともにそこそこに戻ります。振り子みたいに振れてほどほどになるのが理想です（図参照）。

摂食症（摂食障害）に関する限りは、良くなっていくプロセスで生活の乱れは必要なことだと思ってください。本人が困っていたら、「どうやって片づけたらいいのかな」という話し合いは要ると思います。本人が何も言わなかったら、しばらく様子を見ます。ご飯を食べたくないのに頑張って食べて、学校にも行きたくないのに頑張って行こうとしている。余裕がないことや不安を抱えているこ

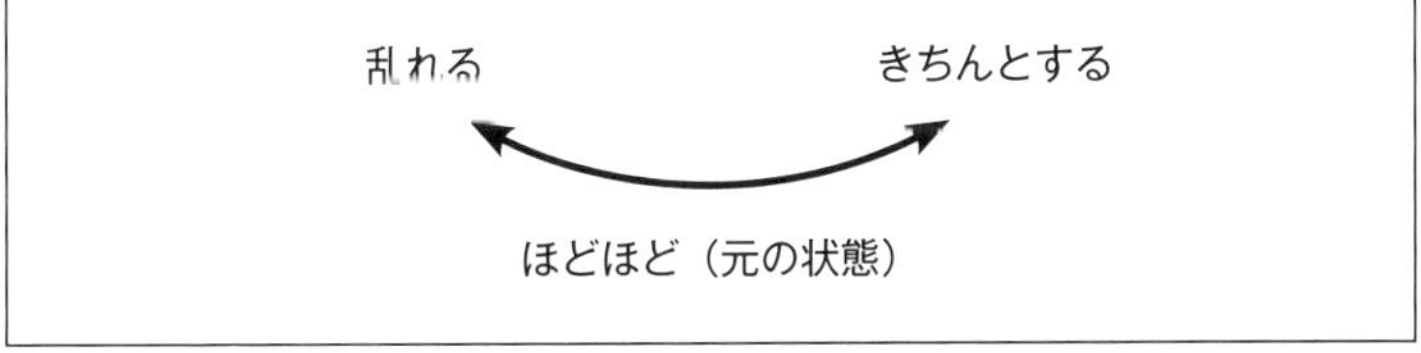

図　振り子の状態

ともあれば、きちっとやっていられないこともあります。片づけることは横に置き、気楽に楽しめることとか、一緒に遊びに行くなど楽しいことをする中で、時間が楽しいことで占められてきたら、食事にこだわらなくなってきますし、片づける余裕も生まれてくるようです。

一方、小さいときから忘れ物が多いとか、片づけや掃除が苦手な子は、それが特質なので、簡単には改善しません。過食期にはさらに片づけられなくなることもあります。小さい時から「片づけなさい」と言っても、たいてい片づけ方が分からない子が多いのです。片づけ方が分からない子には、まず「本はここに置く」とか、「ノートはここに置く」ということから具体的に教え、次に一緒に行い、その次に片づけるのを見てあげる。そして最後に自分でトライさせます。親の言うことを聞かない時期もあり、また摂食症（摂食障害）の回復時にあれこれ子どもに言い過ぎるとなかなか言うことを聞きません。後に「お母さん、私やっぱり片づけられない体質みたい。どうしよう」と言ってきた時は、手助けするチャンスです。

強迫症の一種である、ため込み症を合併することがあります。食物の場合、食物を過剰に集め過ぎ、捨てられず活動できる生活場面が食べ物でいっぱいにあふれ、部屋が使えなくなります。食べ物が、消費期限を超え、腐ることもあり、衛生上大きな問題になります。認知行動療法など専門の治療が必要となります（カテゴリー7を参照してください）。

Q 84

うちの子は退院してから睡眠時間が少しずつ短くなってきているようです。入院中は8時間くらいでしたが、夏休みの終わりには5時間半くらいになりました。昼間は散歩、勉強、家の手伝い、Wii《ウィー》（ゲーム）などをして昼寝はしていませんでした。自分で睡眠時間を決めているようです。学校も始まり、体育祭の練習もありますので、もう少し睡眠時間を取ってほしいです。本人に気づいてもらうにはどうしたらいいでしょうか？（子：15歳）

A 病態の変化に基づき、本人に合った生活リズムを見つける手助けをしましょう。

低栄養の時は、睡眠時間は短いようです。摂食症（摂食障害）が治っていく過程で、睡眠時間が増してきます。治ってくれば、短時間睡眠は長く続きません。栄養がちゃんと摂れて、毎日の生活がきちっとできていれば、見守るだけでいいと思います。その5時間半の睡眠で本人が困って、もうちょっと眠りたいと言うなら、睡眠確保のための工夫を考えます。身体がどこかで睡眠を要求してきます。入試の時に睡眠が急に必要になったら困るかもしれないので、「入試の頃に寝過ぎないように、ちょっと睡眠時間を今取ろうか」というアドバイスが要るかもしれません。睡眠時間の問題は、本人が身体で気づいていくものですが、気づきにくい場合もあります。少し元気過ぎるような軽躁状態の時は、睡眠時間が少なくても頑張れますので、本人も周りも気づきにくく、注意が必要です。ただ、過食期に入ると睡眠時間が長くなることが多いようですので、それは知っておいた方がいいでしょう。

生活リズムに関してですが、自分に合った生活リズムを見つけていくのがいいでしょう。短時間の睡眠時間でいいタイプなら、減り過ぎないようにします。朝型ならば朝型の生活リズムを見つけます。夜の仕事の方が体質に合うタイプ――いわゆる夜型人間――の人もいます。自身の体質に従うのもいいと思います。体質に従った生活リズムで生活することで、うつなどの精神症状が軽減していく人もいました。個々に合ったリズムというのもあるでしょう。

何よりも、本人の帰宅後、話を毎日聴き、生活リズムの乱れによる身体の変調のサインに気づき、頑張る気持ちを尊重しながらもちょっとだけ心配な点を優しく伝えていくのがコツです。

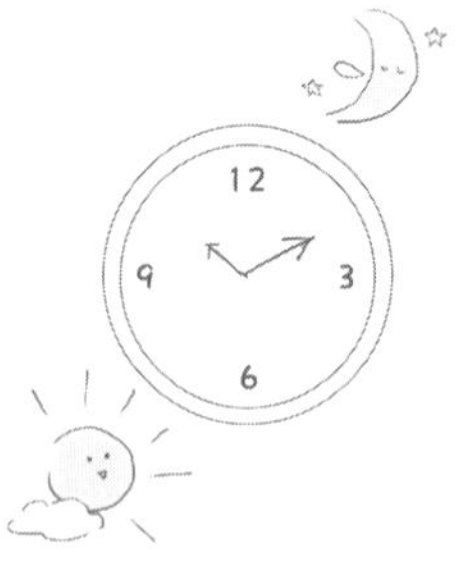

Q85 再入学に向けて、子どもが不安を抱えていて、話を聴いている私（母）も心配になってきます。どうしたらいいでしょうか？（子：17歳）

A 不安を具体化する。ちょうどいいタイミングの「大丈夫」をマスターする。

学校に再入学する時は、親も子も不安と期待が入りまじりますから、安心ではいられません。これはもう世の常です。母親が心配な気持ちでいっぱいな状態で子どもの話を聴いていたら、母と子がダブルで心配が膨れ上がります。

お母さんが安心した表情で堂々と誠意を持って本人の話を聴き、「大丈夫だよ」と言ってあげるだけで子どもの不安が軽減することは多いようです。話を聴くときに顔が引きつっていると子どもの不安が増すだけですし、応答の仕方によっては単なる気休めにしか受け取ってもらえないこともあります。鏡を見て眉間の皺《しわ》を伸ばし、優しい表情の練習をしたお母さんもいました。

具体的な不安に対しては、一つずつ、やれることをやっていくことで不安は結構軽減します。抽象的な不安（漠然とした不安）に対しては、具体化できるかを考えます。具体化できれば、一つずつ対策を考える。具体化できない場合は、度胸を決めて「大丈夫、お母さんがいるから」と自信を持って言いましょう。

（この家族教室「虹の会」で）あるお母さんが、「早すぎる大丈夫（きちっと聴かずに適当に『大丈夫』と言ってしまい、子どもは母親の『大丈夫』という言葉が親身でないと感じ、本当は自分のことを分かっていないと思う）」と「ちょうどいい時の大丈夫（『大丈夫』と子どもが言ってほしいときに言う）」と「遅すぎる大丈夫（母親が不安で、落ち着くまで時間がかかり、子どもの心配や不安への対応が間に合わない）」と表現していました。

かなり慣れてこないと、「大丈夫」と言うタイミングが難しいのですが、ちょうどいいタイミングに「大丈夫」を言えることは大切です。慣れてくると「大丈夫」のタイミングがつかめます。そうすると本人もほっとできます。良いタイミングの声かけを徐々にマスターしていっていただくとありがたいです。

Q 86

子どもが、高校入学後、毎日帰ってから文句をひと通り言います。言ってしまうと安心するのか、落ち着いて着替えます。私（母）はそれを聴いていていいのでしょうか？（子：16歳）

A

どっしりと構え、文句をひと通り聴くことを続けましょう。

子どもが文句を山ほど言う時は「そうか、そうか」と聴いてあげることです。子どもは文句を言える方がいいですね。母親は子どもの言葉に動揺せず、どっしりと構えることができれば最高ですが、「どっしりと構える」ことを最初はどうやったらいいか分かりません。子どもの話を丁寧に聴き、やりとりしていく過程で「どっしり構えるコツ」が分かってきます。知らず知らずのうちに堂々と構えることができるようになります。

Q 87

経験が成長につながり、自信が生まれ、回復へ向かうのでしょうが、一般的な人生のレールから外れていると、この道筋が大変困難なものになるように思います。親は忍耐強く寄り添い、子どもが少しでもいい方向に進むことを信じる以外、何をすればいいでしょうか？（子：17歳）

A

やれることからやっていきましょう。

❶病気の知識をつける

一つは、病気のきちっとした知識をつけることだと思います。8割の専門家が賛成するような知識をつけましょう。

例えば、食物を摂取することがつらい病気であること。食べるだけでは治るわけではないこと。ご飯を抜けば過食が生じやすいこと。ゆっくりと味わいながら三食食べることが回復への道だということ。最初はべたっと甘えてくるけれども、そのときは甘えさせた方がいいこと。徐々に離れていくこともあること。

こういったことは最低限知っておきましょう。

❷人生のレール

決して人生のレールから外れたわけではないことは知っておいた方がいいでしょう。ギリギリのところにいるのかもしれませんが、レールから外れているわけではなくて、大きな意味で言うと、レールに乗っているけれども、本来まっすぐ行くはずのレールが曲がっているという感覚です。遠回りと言っていいかもしれません。遠回りの方がより成長するかもしれないと信じて、忍耐強く寄り添うというのは大切です。

❸本人の成長を見ていく、ポジティブな視点

悲観的（ネガティブ）な視点はできるだけ減らすことが目標になります。本人が何かやっていることに意味がある、本人がやっていることには良い点がある、という見方が大切です。また、本人の小さな成長に気づくことや、忍耐強く良いところを見つけていくんだという観点が必要だと思います。本人の成長を見つけながら寄り添うことは、ただただ我慢して寄り添うこととは違い、ポジティブな意味合いがあります。

❹自分自身を褒める

どうしてもこの病気は、お母さんが我慢することになりがちです。でも、落ち込まないため

にも、お母さん自身も「私はこういうところがずいぶん忍耐強くなったな」とか自分を褒めることも必要です。「私って意外とよくやってるわね」といった自分自身に関してのプラスの評価をしていくことが必要なのだと思います。

❺ちょうどいい時に、うまく共感できる力をつける

本人の言ったことに、間を置かず共感できる力――「ああそうね。それいいよね」というような感じで、共感できる力――をつけることは必要です。ポイントをつかみ、ピントを外さず、ちょうどいい時に、「そうだね」と言えるような日頃からの訓練はしておきたいものです。ちょっとしたところに共感してあげること、それが本人の改善への力になりますから。

Q88

年齢的にも、在宅のままでもいいので経済的な自立を目指してほしいのですが、本人は当然のように贅沢《ぜいたく》をしているのを理解していない様子です。身の丈に合った生活ができる経済感覚を身につけさせるために、どのような働きかけをすればいいのでしょうか？　落ち着いて、パニックにならずに聞き入れてくれるといいのですが。ゆっくりでいいので、自分自身で自立について考えられるようになることを願って

いますが、まだ考えられないようです。（子：23歳）

A

経済的自立には時間がかかります。

経済的自立を急ぎ過ぎない方がいいと思います。経済的自立を働きかけるとパニックになるタイプでは、突然自立すると自ら言い出すことがあります。もう少し時間をかけて準備した方がいいときに焦って開始すると、途中でうまくいかずに「ああもうダメだ」と悲観的になり混乱します。自立というのも、身の丈に合ったというのも、その時その時の本人に合うことを見つけ、できることに絞るのがいいと思います。急ぎ過ぎるとろくなことはないというのは実感としてあります。

❶拒食・過食と金銭感覚

働いていて、お給料をもらって、貯金するとか、家にお金を入れるとかができたらいいのでしょうが、なかなかそううまくはいきません。神経性やせ症で一番ガリガリの時はものすごくケチで、あまりお金を使いたがりませんが、過食をするようになってから、今まで我慢してきたぶんの反動のように贅沢《ぜいたく》したり、散財するようになったりし、保護者はびっくりします。どうもこの病気の最中は、金銭感覚、経済的な感覚が世間的常識とは外れがちになるようです。

❷ 身の丈に合わないことをする性向がある

摂食症（摂食障害）になると、自分の身の丈に合った振る舞いが難しくなります。例えば、中学3年で、身長が160㎝なら、50㎏を超すのが常識で身の丈に合った体重です。神経性やせ症になると、この常識が通用しなくなり、やせていきます。過食期に入ると、あまりお金のことを気にせずに食べて、それで体重が増えてくるのもつらくて、体重増加を防ぐために吐くこともあります。過食・嘔吐は決して身の丈に合った行為ではありません。ですから、本人の良いところや、一生懸命頑張っているところ、その時その時の思っていることを汲《く》みながら、本人の身の丈に合った感覚を身につけてもらう工夫が必要なのだと思います。

❸ 身の丈に合ったところに落ち着いていくプロセス

最終的に回復した患者さんを見ると、大多数の人が身の丈に合った自分を認め、自分なりにまあまあ納得できるところに落ち着いて生活していきます。しかしながら、そのプロセスで、最初は身の丈に合わないでいる自分の身を守るように、あたかも身体的飢餓状態を経済的な飢餓状態に置き換えるように、自分でお金を使わないことがあります。回復の途中で過食状態になり、身の丈に合わない散財をするプロセスを経るようです。人により、過食までいかずに、食べられない状態から徐々に回復しながら、身の丈を身につけていく方もいます。それは受験を経験するとか、社会人になるとか、いろいろな出来事や人と接する機会を通して、気づくことが多々あります。

❹本人の言い出したことに合う答え方をして、気づきに持っていく

自立に関しては、こちらから何か意見するのではなく、向こうが言ってきた時に話に乗ってあげることが大切です。例えば本人が「ちょっと贅沢しすぎかな?」と言ってきた時に「そうでしょ」ではなく、「そうなの? どこがそう思う?」といった聞き方をしてみる。それに対して、本人が「こういうところがそうなんだと思う」と答えたら、「そうなんだね」と言う。ポイントは、いかに親が本人にとって聞きやすいと感じる雰囲気を出し、聞いてきた時に、本人の気づきに持っていけるかなのだと思います。すぐには言い出さないかもしれませんが、どこかで言い出すものなので、言い出してきた時はチャンスです。急に言い出すので、親はびっくりして良い答え方ができないことがあります。

経済的な自立に関して、本人から言い出したことに対するやりとりには準備が必要です。例えば、自立というのが話題になったら、「自立というのは、どういうふうに考えているのか

な？」といった聞き方をします。本人の返答に対して、それは無理だろうと思うこともあるかもしれません。そういう場合も、「無理だ」と言うのではなく、「そうなんだ。そこは、そう思うんだね。そこのところはなんでそう思うんだろうね？」といったように、本人がどう捉えているかを聞いていくコツは要ります。話を聴いていきながら、本人に合った自立の方法を見つけていく手伝いをします。

Q89 一人暮らしをしたいと言ったらさせた方がいいのでしょうか？（子：22歳）

A かなり回復した時期に一人暮らしをするのは決して悪くはありません。

これはケースによって違います。（「虹の会」での我々の経験では）低栄養状態で体重がまだまだ少ない時に親元から離れて遠くに出て行ったら、うまくいっていません。結構良くなって栄養が回復し標準体重に戻り、体型へのこだわりが軽減し、本人が一人暮らしを希望して家を出た場合、たとえ外国でもうまくいっています。外国にいるときには、過度には親に頼れないけれども、ほどほどには頼れます。離れているから優しい言葉で言えたりします。近すぎると分かってくれないとか言ってけんかになりますが、ちょうどいい距離というのがあるみたいです。本人にとってちょうどいい距離に一人住まいができたときにはものすごく良くなります。親に対して適度な依存と適度な独立ができるようになります。同居のままでも、家庭の中で適度な依存と適度な独立ができるようになれば良くなっていきます。親も子どもが良くなる過程で適切な距離を取ることができるようになります。一人暮らしをするということになり、「マンスリーマンションで、まず1カ月一人暮らしを練習しよう」と、近くに住んでもらったという例もあります。時期によって一人暮らしが良い時と悪い時があります。例えば大学に入るタイミングとかで家を離れる時は、実験する、トライするチャンスではあります。東京までとかその地にお母さんが何回も行かなければならないこともあります（この「虹の会」でも当初から頻繁に話題に出ていましたが、何回も練習して、それで距離感をつかむための調整みたいなものが要るんだろうというご意見でした）。一人暮らしをしても、時々親元の家と行き来できるというのが、理想でしょう。「家にいることでストレスがたまる」とはとんどの人が言います。なんでストレスがたまるかといったら、家族に気を使うからです（一緒に食べるのにも気を使います）。こういうふうに家族に気を使う人というのは、実は家族以外の人にも気を使うんです。だから、重要なのは人に気を使わない練習を一緒にできるかです。専門家の間では、摂食症（摂食障害）の一人暮らしはリスクが高いという見解が多いようです。しかし、ある程度回復した時期に一人暮らしをするのは決して悪くはありません。ただ、一人暮らしの適切な時期というのがあります。見極めるためには、他の支援者と相談をしましょう。

Q 90

わが子がお金のことを最近よく私（母）に聞いてきます。「これくらいでいいのか、この月収でやっていけるのか」と具体的に聞くので、父親の最初の月給を教えたり、なんとかやっていることを伝えたりしています。本人の2年間の給料は銀行の普通預金に貯めたままでした。その通帳をこのたび持たせて、カードと印鑑も本人に渡したのですが、そのまま知らん顔です。しょうがないので私が銀行に行くついでにその通帳にも記帳する始末です。世間知らずで、「源泉徴収票って何？　雇用保険って何？」と最近質問責めです。そういうことを聞けるようになったことはいいことなのでしょうか？（子：24歳）

A

社会的常識について、一緒に学んでいきましょう。

摂食症（摂食障害）の最初の頃は、無駄遣いはしません。過食になったらかなり使うことが多いようです。したがって、こんなふうに無駄遣いしないことは悪いことではありません。お金は大事にする方がいいので、「貯金が増えていいね」とか「どのくらい入金されたか知らないでいられるなんて大したもんだね」と言ってあげるのがいいと思います。記帳して母親だけ知っておけばいい時期もあります。

源泉徴収票とか雇用保険とか社会保険とか、医学部を出て研修医になっても知らない人は実は多いのです。たいてい就職するまでは知らないと思います。会社に入って、ちょっとずつ分かってきます。

教えてくれと言ってくることはチャンスで、一つずつ教えていくのがいいでしょう。自分が知らなかったら一緒に勉強していけばいいのです。一緒に勉強し合うことで、共通の話題もでき、お互いの人間関係が深まります。社会ってこんなもんだという認識ができるということは、社会性がつくということです。病気の回復のために、社会のことを知るというのは大切なことだと思います。

Q 91

わが子は病気になる前から車の運転をしていました。病気になってからは情緒不安定なので医師に相談して運転をやめさせていましたが、このごろ、運転する練習をしたいと言い出しました。長い間運転していないので、事故が心配です。どのような状態になれば運転していいでしょうか？　このまま乗らないでいてくれた方が安心なのですが。（子：26歳）

A

練習を一緒にする。本人が危ないと気づけば、その気づきに共感しましょう。

親から見たら心配でしょうが、ちょっとした所に行くのは車があった方が便利ですので、結論から言うと、まずは練習ですね。練習した結果、本当にやっていけるのか、無理だと本人が気づくのか、助手席に座り一緒に練習してみないことには分からないので、トライするのは悪くないと思います。本人が危ないと気づけば、同感だと伝え、もう少し回復を待つことを提案します。

第二に、薬を飲んで運転して事故が起きると、責任は大きな問題になります。薬を飲んでいるうちは運転しない方がいいでしょう。特に、てんかんを合併していると難しいですね。運転する場合、発作がない状態が5年続けばその旨を診断書に書いてもらう必要があります。例えば夕食後服薬してから運転するのは危険です。向精神薬の場合、夜薬を飲んで、朝飲まずに運転するのでしたら、体内から薬が抜けていればいいと思います。逆の例で、飲んでいなかったらものすごく不安で、薬を飲むと不安が下がって運転が上手にできるということもあります。そこの判断は難しいのですが、薬の説明書に従うのがいいでしょう。

何回か練習して、本当に運転できるかどうかを見る必要はあると思います。摂食症（摂食障害）の状態の時というのは、脳に余裕がなく、反応は少し鈍くなっていますから、事故が起こる可能性は病気でない方よりも高いと思います。

しかしながら、安全運転でちゃんとやっている方もいますから、摂食症（摂食障害）の全ての方が高いリスクを持っていて危険だとは言いきれません。まずは家族が横について練習するといいでしょうね。

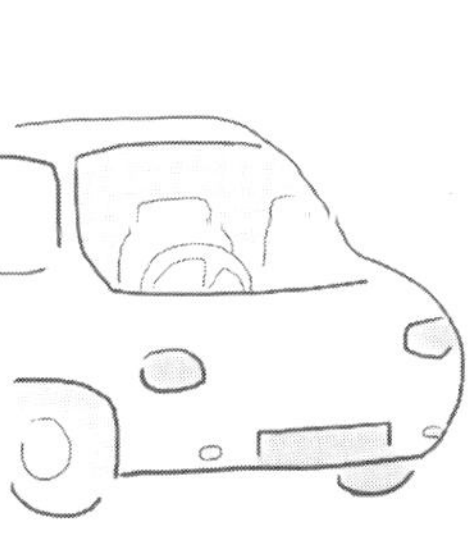

Q 92

過食で太ってしまった自分を見られるのが嫌だとひきこもりになって約1年になります。気分が落ち着いた時、そしてダイエットに成功しかけて目標体重に少し近づいた時に、友達の誘いに応じて会いに行こうかと迷ったことが2回ほどありました。親としては、自分で決めさせたいと思って、迷っている娘の背中を押すことはしませんでした。結局2回ともひきこもり脱出のチャンスを逃してしまいました。もし、また誰かに会いに行こうかと迷うことがあれば、無理させてでも「会っておいで」と勧めた方がひきこもりから脱出できるのでしょうか？（子：25歳）

A

自分で決めることは基本ですが、親に覚悟があれば、次は勧めてみましょう。

機が熟し、かなり割り切ることができた頃に、友達の誘いに応じて外に出て行き、少しずつ社会的つながりができ、就労支援を利用するようになったという話が「虹の会」でも出たことがありました。まだこの方の場合は機が熟していないのかもしれません。しかしながら、そろそろ出ても自信をなくさないだろうと親が思うことができれば、選択肢として、「行くのも一つの手よ」とアドバイスするのもいいでしょう。自信をなくして帰ってきても親として寄り添える覚悟があるならば、「行ってきたら」と言ってもいいと思います。こういうときは親に覚悟が要るものです。疲れて帰ったときに、「お疲れさま」と温かく迎えて労《ねぎら》うことができれば、背中を押してもいいでしょう。出かけた時は想像以上に疲れるので、帰ってきたときにどう出迎えるか、何ができるかが大切です。

Q93 摂食症（摂食障害）の子が精神科のナースになっていいでしょうか？

A よく話を聴き、専門家に相談するようアドバイスしましょう。

一般的に摂食症（摂食障害）の子が精神科のナースになるのはリスクが高いといわれています。理由は患者さんがたくさん悩みを言ってくるからです。相談してくることに対し、どう答えるかで悩みます。「もう今から吐きたいんです。どうしましょうか、看護師さん」と言われたらどうするかという難しさがあります。そういうときに動揺せずにそばにいることに耐えられるかが課題です。身体科なら相談されないような、すぐには解決しない複雑な問題に直面します（身体科の看護師も大変なのですが）。精神科病棟で生じること（衝動的な行為など）に対応するのはかなり苦しいといわれています。先輩や同僚、他職種に相談でき、一緒に考え、協力して、持ちこたえることができるなら精神科の看護師をやれる可能性は高くなります。
回復して看護師になられた方を見ていると、患者さんから感謝されて自分は看護師としてよく頑張ってるんだ、自分はよくやってるんだと思って自分自身の評価を高めていく方は十分看護師としてやれています。本人が精神科のナースになりたいと言ってきたとき、理由も聞かずただ「やめた方がいいよ」とは言わない方がいいと思います。よく話を聴いて、本人のなりたい気持ちを尊重しながらも、カウンセラーなど、どなたか専門家に相談するようアドバイスするのがいいのでしょう。

Q 94

本人はやりたいことが見つからないようです。長い目で見守っていくしかないように思っていますが、それでいいでしょうか？（子：16歳）

A

長い目で見守っていきましょう。それと同時に、してくれたことへの労《ねぎら》いと感謝を忘れないようにしましょう。

「やりたいことが見つからない」と言うけれども、実は何かやりたいことがあっても隠していて、言わない子もいます。本当にやりたいことが見つからない子もいます。何もやりたいことが見つからなくても、毎日を平々凡々にきちっと生活していくことで、生きている意味が見つかることもあります。したがって、やりたいことが見つからないということに対しては、今は見つからなくていいと考えましょう。例えば毎日、家のお手伝いや家事をしてくれて、毎日お母さんが感謝すれば、それだけでも本人にとっては意味のあることです。その意味のあることがやりたいことに発展するかもしれません。

それから、していたことに対して周りが評価をしてあげる。すると次のしたいことが見つかるヒントになることがあります。当たり前のことでもいいのです。当たり前のことをしていても、「ありがとう」とか、「これいいねえ」とか言ってあげることによって、本人がやりたいことを見つけるチャンスが出てくるわけです。毎日何かをやっていて、朝起きてご飯を食べたり、掃除したりする。その時にちょっとしたことがヒントになり、何かを見つけるきっかけになることがあります。毎日の生活の中で、よく頑張ってるねという労《ねぎら》いと感謝の言葉を心がけましょう。

Q 95

発症して10年近くが経ち、食事の面は改善されました。しかし性格面で、人間関係のまずさ、精神年齢の低さ、いまだに本心を打ち明けにくいところなど、あまり良くなっているように思えません。親として娘にどのように接していけばいいのでしょうか？　もう30歳に近いので、将来のことを自分自身に向き合って考えてほしいのですが、これは娘にはハードルが高いことなのでしょうか？（子：28歳）

A

本人に合ったハードルを越えていきましょう。

本人にとってちょうどいい時期に、ほどほどのハードルがあるといいですね。摂食症（摂食障害）の方は、ハードルを避けてきた、保護者から転ばぬ先の杖《つえ》でサポートされてきたところもあって、ハードルを越えずにやれてきている方が多いのです。親の敷いた路線に乗ってきて、それをやる能力があるから、あるところまでは苦労もせず越えてきます。しかし、本人も、周りも分かっていないのですが、あるところで高いハードルにぶつかります。その時に妥協できず、つらさを出すところがない場合、気づかれないうちに、食事に影響して、食べられない、食べない、といった形になることも結構見られます。

食事面が回復した後に、病気の最中に退行して滞っていた他の面がゆっくり成長してきます。回復過程で、言語化できないと不安が生じ、本人にとって精神的にかなりしんどい状態が続きます。結果的に精神年齢が低いまま、人間関係がうまくできなかったり、自分の気持ちを言えなかったりして、食事に現れ出てしまいます。それを言葉で表現できるようにしていきます。難しいけれども本人にできるだけ、話してもらう、言葉で表現してもらう。最初は言えなくて、泣いたり、大声を出したりもするでしょう。暴れたり、薬をたくさん飲んだりもするでしょう。そこで本人が、ハードルに向き合い、親も向き合うことでちょっとずつ精神年齢が上がってきて、自身の思っていることを言語化できるようになってきます。それまで待つのが大変ですが、本心を打ち明けだしたら、結構言いだすものです。その結果、本人にとっての程良いハードルは越えていきますが、高いハードルに対しては親も子も、力がついてくるまで待つことが大切かと思います。それで、次のハードルが来た時には他の方と協力しながら、本人が踏み越えていくことが理想なのだと思います。

Q 96

ほとんどの時間を母と娘で過ごす毎日ですが、娘は精神的に成長できるのでしょうか？（子：12歳）

A

成長過程で、母と娘でべちゃっと引っつく時間にも意味があります。

摂食症（摂食障害）では、ある一時期（特に若年発症の初期）はとことん母と一緒に過ごす方が改善しやすいようです。「いつまで続くか」「どこまでやればいいのか」とものすごく不安でしょうけれども、べちゃっとしっかり引っついていると、どこかで離れていくものです。

生まれたときから乳幼児期の頃に、どの程度引っついていたかとか、どの程度母と子の結びつきがあったかとか、お母さんとおばあちゃんとの結びつきがどのくらいあったかとか、いろんな問題が絡んでいて、どの程度の期間が適当かというのは、よく分かってはいません。べちゃっと引っつく中でだんだん成長します。

子どもが母親の時間を拘束するので、母親が負担に感じて母親自身のケアができない時は、「今はしんどいから少し待ってね」と言う必要がありますが、基本はある程度の期間、べちゃっと引っつく方がいいようです。母親の後ろから子がついてくる場合もあれば、子が前に立って母親がついていく場合もあります。子が母親の横にべとべとついてくるような場合もあります。家にいてずっと母親を独占するようなことも一時的には必要なのだと思います。

ある期間、引っつき、その後、離れていくとき、母親が不安になることがあります。勇気を出して、少しずつ本人に任せることも取り入れます。焦らず、一つずつ、子どもが自立していく方向に、主治医、カウンセラーなど支援者と相談しながらうまい具合に手助けができるといいでしょう。

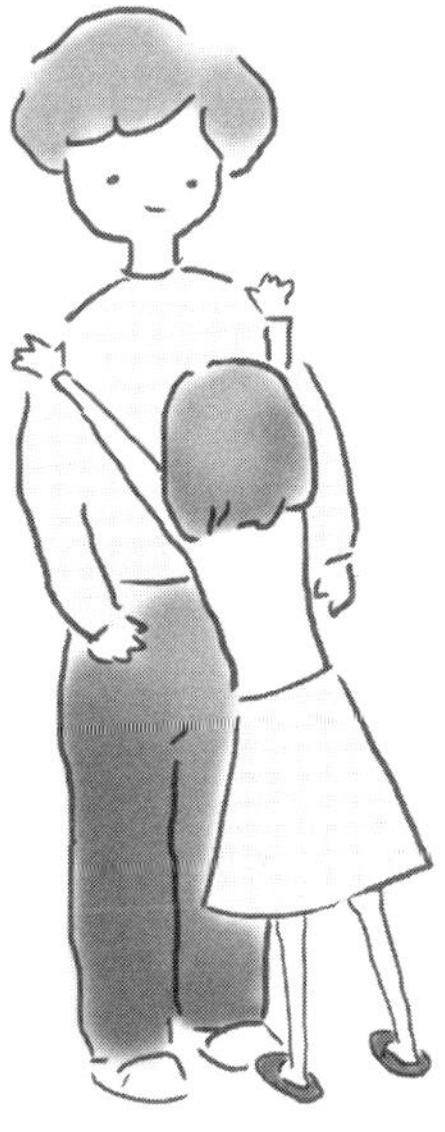

Q 97

栄養状態は改善してきたのですが、過活動、こだわり、母への依存、執着は一時期よりまた、強くなってきました。妹へのやきもちも多くなり、きつく当たります。注意すると「病気のせいで、こだわりとか我慢できないんだ」と言われたので、「病気のせいにばかりしないで、気持ちを切り替えられるよう努力してみたら」と返すと、「そうだよね、もう病気のせいなんて通用しないよね」と言われました。少し厳し過ぎたかもしれません。もう少し優しく言った方がいいのでしょうか？（子：14歳）

A

病気のせいにしないように言うのは悪くはありませんが、「手助けできるときには手を貸すからね」と言いましょう。

母親への依存や執着が強いのは、寂しさなどいろいろなつらさを抱えているからです。勉強がうまくいかなかったり、仕事がうまくいっていなかったりすると、摂食症（摂食障害）でない方だったら友達に話すなどして、そこで解消するのでしょうが、摂食症（摂食障害）のように母親しかいない時は母親にべたっとくっついてきます。栄養状態も少し改善し、周りには大したふうに見えなくても、本人にとってまだまだ大変なときには、行動を見て、つらさに気づけると適切な支援が可能です。子どもの行動をどのように見るかが大切だと思います。

「そうだよね、もう病気のせいなんて通用しないよね」という言葉が返ってくるということは、ある程度、病気の症状と症状ではないことの差が分かってきている可能性が高いので、「病気のせいにばかりしないで、気持ちを切り替えられるよう努力してみたら」と言うのもありながち悪くはありません。ただ、この言葉かけが早すぎると、つらさが全く分かってもらえていないと感じて再び食べない方へいきます。また、病気のせいだから仕方ないと開き直ることもあります。母親の言葉かけの善し悪しも時期によります。「お母さんが手助けできることはやるからね」など本人の状況によって言い方を変えるのがいいでしょう。

Q 98

私（母）はうつ病を患っています。娘が構ってほしいとか、過活動をやめさせてほしいと信号を発していても気づかないことがあり、また面倒で放っておくことがあります。すると娘は腹いせに自傷行為、嘔吐、家出をしてしまいます。どんな対策があるでしょうか？（子：18歳）

A

他の支援者の手を借りましょう。

母親が病気を抱えていると本人が治っていくには苦労します。うつ病だったら面倒くさがるというよりは本当に身体が動かず、できないことも多いので、他の人の支援が要ります。父親や祖父母、叔父叔母、医師、看護師、心理士（公認心理師、臨床心理士）、管理栄養士、養護教諭、スクールソーシャルワーカーなど、母親の代わりに相談できる人が多いと、自傷行為も減ってきます。訪問看護師に助けてもらう方もいます。緊急避難先として入院も対策の一つになります。少し話は逸《そ》れるかもしれませんが、他の方の助けを求めることができれば、ヤングケアラー予防にもなります。

もう一つは、お母さん自身がうつ病であり病気なんだということを本人に伝え、本人がうつ病という病気を分かるようになることが大切です。摂食症（摂食障害）を理解するのと同じように時間がかかることが多いようですが。

母親に対する割り切りも必要です。お母さんが病気だから仕方ないか……、他の人に相談して、自分は自分で生きていこう、自分は自分で良くなっていこう、みたいな感じになってくるといいです。それにはやはりかなり時間がかかります。

Q 99

父親として、家族会に出ることくらいしかしていませんが、娘への対応は、現状のままでいいでしょうか？　父親の役割にはどんなものがあるでしょうか？

（子：28歳）

A

父親の役割は軽くはありませんので、頭を絞って、工夫していきましょう。

❶家族会への参加

家族会に出席されていることだけでもなかなかできないことです（「虹の会」の歴代のお父さん方で、このQ99の質問者のお父さんのように、ここまで続く人はこれまでおられませんでした）。出席することが本人の症状改善には少なからず貢献していると思います。いまや摂食症（摂食障害）治療に父親の力は、なくてはならないものになっています。父親が参加できるような家族教室、親の会などの催し物が全国的に展開されることが今後の課題です。

❷温かく見守り、間接的な支援をする

二つ目は、やはり温かく見守ることです。距離感について言えば、本人とお母さんとの心理的および物理的距離はより近くにあり、お父さんと本人は少し離れているのは悪くないと思い

ます。ちょっとしたことに気づき――口に出す必要はないのですが――、心の中に留めておいてほしいものです。

ある親御さんが言っていたことですが、本人のお姉ちゃんに赤ちゃんが生まれて、その赤ちゃんを見ていた本人の表情が柔らかくなっていることにお父さんが気づきました。本人を見ていて、そういう気づきは要ります。

それと、例えば娘が正月に彼氏を連れてきたらやっぱりびっくりするでしょうが、びっくりするときも、嬉しそうにびっくりするとか。娘のことを心配している気持ちが素直に出るような見守り方というのが要るのだと思います。

❸母の話を聴く

三つ目は、お母さんの話を聴くことです。父親の役割としては、母親以上にどっしり構えて、母親（妻）がなんだかんだ言ったら、「そうか、そうか」と言って聴くことや、「あなたのおかげだよ」「お母さんのおかげでなんとかやれてるんだね」と言えることが挙げられます。夫婦が助け合い、尊重し合っている姿を見ていると、子は母親の言うことを聞きます。後ろに父親がどんと構えているから聞くのであって、そういう父になっていただきたいと思います。お母さんの話を聴くことを続けましょう。

❹本人が相談に来たときは……

四つ目は今後についてですが、もし、本人が何か相談に来た時は、やはり途中で口を出さずに最後までよく聴いてあげて、その話が良かったら「それでいいと思うよ」と一言言うのでいいと思います。聴くことが本人の力になります。

その時にもし疑問に思ったら「こういうところはどうなのかな?」と質問して、本人がそれを答えたら「うん。そうだね」と肯定的な形で返すといいでしょう。おそらく父親に話す時はまっとうな話の方が圧倒的に多いのでしょうが、途中で、父親を困らせることもあるかもしれません。答えに窮したら、その時は「お母さんとよく相談しようね」と言って逃げないと仕方がない時もありますが、それはそれでいいと思います。

❺家庭の中でやれることをやる

家事など家の仕事を教えてもらいながら実践することも大切です。最初はうまくいかないかもしれませんが、文句を言われながらでもやることです。家庭を大事にして、お母さんを大事にして、お母さんに声かけして、お母さんに楽をさせてあげる。食事に一緒に行くとか、「皿洗いはおれが全部する」というように家庭のことで自分ができることをするんだというようなことは、一つの生き方を示すことになります。父親の姿を見て、ああ、父はこういう生き方をするんだなと、自身の生き方を決めていきます。

❻父親の協力の意義

世の父親の中には、仕事ばかりやって、家にあまり関心を示さない方も少なからずいます。「家族教室など行っても無駄だ」と考えている方もいます。摂食症（摂食障害）の支援においては、父親の役割は、母親と同様に重要です。母親が中心になりますが、父親も協力しているからこそ、子は無茶苦茶をしないんです。父親がいない場合は、時に祖父、叔父、病院のスタッフなど頼れる方を探す必要があります。

Q100

夫は、家族教室（家族会）に行こうと誘っても応じてくれません。カウンセリングや医師への相談などもいっさい同行を拒否します。全く夫の協力が得られないことがしんどいです。誘うのに何か良い手はありますか？（子：20歳）

A

家族会参加への恐怖感を和らげ、ハードルを下げます。

お父さん自身が家族会や相談に行くこと自体を怖いと感じていることが多いようです。お父さんには「家族会に出ると、そこで人から責められるんじゃないか」という気持ちがあるのではないでしょうか。その怖いという心を和らげてあげられるかが勝負どころです。お父さんの恐怖心とか、逃げたくなる気持ちを察して、恐怖感を和らげるのはお母さんの役目なんだろうなと思います。また、「自分が行っても役に立たない、子どものことは分からない」と言う方もいらっしゃいました。「どんなことができるのか、どうすれば役立てるのか、子どものことを知るために、話を聴きに行こう」と言って連れて行きましょう。

Q101

家族関係がギクシャクしています。摂食症（摂食障害）について理解させて、本人（娘）とそのきょうだい（兄・弟）との関係を修復させたいのです。各々への良い対応の仕方や接し方についてアドバイスをいただきたいです。（子：21歳）

A

兄・弟が病気について理解を深め、本人と程良い距離を取りましょう。

兄には兄の、弟には弟の人生観があるから、説明しても、親が期待するほどの理解を得るのは難しいと思います。しかし、知識は持ってほしいので、摂食症（摂食障害）とは、こんな病気で、こういった大変な苦労があると理解してもらうのは良いことだと思います。

また、摂食症（摂食障害）で、なんとかやっている他のきょうだいの例を見ると、程良い距離感を持てるきょうだいが多いようです。兄・弟が独立し、程良い距離になることもあります。それまでは、ギクシャクしてしまうのは仕方ないところがあります。

兄・弟が摂食症（摂食障害）のことをよく分かって、本人に対して一生懸命やろうとしても、最初は空回りになってしまいがちです。冷静に本人の状態を理解して、口を出さず、兄・弟が自分自身のことを自身でやっていく方がうまくいきやすいでしょう。あまり関係修復を意識せず、それぞれがそれぞれの道を行き、本人は本人で摂食症（摂食障害）が少しずつ改善していく道を行くのがいいと言えます。もし、兄・弟が本人とうまく距離が取れ、摂食症（摂食障害）に対してきっちり学べたならば、「ここは放っておこう」とか「ここは見守っておこう」というふうに振る舞えるようになり、ギクシャクすることは減ります。距離の取り方を兄・弟に期待しすぎると、兄・弟が疲れてしまいます。兄や弟が本人に対して文句を言ったら、兄・弟に対して「これは病気がさせているのであって、良くなっていく過程で変化してくるよ」と伝え、本人に対しては、「あなたも苦しいだろうけれど、病気を治していこうね」とか、「兄・

弟はまだ理解できていないからね」などとフォローします。兄や弟にお願いして、程良い距離を取ってもらうことは悪くはありません。

Q 102

夫はその言動から注意欠如多動症（ＡＤＨＤ）ではないかと思われ、摂食症（摂食障害）の娘にも似たようなところがあります。摂食症（摂食障害）の症状なのか、ＡＤＨＤの遺伝なのか、よく分からない部分があります。二人に対してどう対応していけばいいのでしょうか？（子：22歳）

A

必要なら、専門家を受診しましょう。本人の持っている得意な点や良い点を活かしていきましょう。

まず、お父さんが本当にＡＤＨＤなのかどうかですが、これは専門家の診察が必要です。お父さんがＡＤＨＤだったとしましょう。ＡＤＨＤは遺伝しやすいので、子ども（娘さん）にも似たような特質が出ることがあります。しかしながら、摂食症（摂食障害）の場合、その症状が全て、ＡＤＨＤから来るものではないのです。神経性やせ症では、栄養状態が悪くなり、体重が減ると、不注意になったり、集中力が落ちたり、多動で、衝動的になることも多く見られます（ただ病気の早い時期では、勉強や運動の成績がものすごく跳ね上がる子が多いですよね）。

このように、神経性やせ症はＡＤＨＤと同じような症状を示しますから、最初はそれがお父さんからの遺伝でＡＤＨＤから来たものなのか、神経性やせ症から来たものなのかははっきりしません。神経性やせ症が良くなった時に、不注意、集中力の欠如、多動性が残っているなら、ＡＤＨＤの可能性があります。もし残っていなかったら、神経性やせ症由来だろうと考えます。したがって、まずは神経性やせ症の治療が先に来ると思います。

ただ、神経性やせ症になる前の家庭、学校などの状態について幼少時から残っている記録を丁寧に調べ、心理検査をすれば、ＡＤＨＤがあるのかどうか、ある程度のことは分かります。

お父さんのＡＤＨＤのことについては、お父さんが気にしていなければ、経過を見ていきます。仕事や生活面で支障が出てくれば、専門家の診察を勧めます。ＡＤＨＤの方は、不注意などいろんな問題を抱えていても、社会的にはずいぶんと活躍する人が多いですね。ですから障害と捉えるよりも、好奇心旺盛、活動的など、たくさん良いところもあるので、特性としてそれを活かす方がいいでしょう。

Q 103

摂食症（摂食障害）の早期発見はできますか？　疑わしいと思っても治療や対応の開始までに時間がかかりました。（子：12歳）

A

家庭で気づきにくい場合も、早期に、学校で気づくこともあります。

確かに発見までに時間がかかることは多いようです。それは、多くの方にとって摂食症（摂食障害）に関する知識がほとんどないからでしょう。「少しやせていても元気だから」「お母さん自身もダイエットしているから」という場合もあります。また、小学校高学年くらいになると一人で入浴するようになるため、家庭ではやせていくのに気がつきにくいものです。

しかし、小・中・高等学校では気がつきやすく、その有力な方法が身体測定です。身体測定で、明らかに減量していることが分かり、そのことに対して養護教諭が見識を持っていると早期に気づくことができます。小・中・高に在学中の神経性やせ症早期発見、早期対応が重要なのは、初期の頃は脳が食べ物や体重といったものに大きくは占有されていないので話も通じやすく治療に導入しやすいからです。

学校でできる早期発見としては、養護教諭の活動が期待されます。定期健診にて体重のチェックをし、標準体重のマイナス20％未満の児童生徒を把握しておきます。マイナス20％未満の場合は、成長曲線の作成をします。できれば小学校からの身長体重のデータをそろえましょう。それに加え、担任からの情報（摂食量が減ってきた、やせてきた、活動量が増してきた、など）を得ます。やせの目立つ児童生徒に対しては、保健室に呼び、脈拍、血圧、体温を測定するとともに、優しく、丁寧に話を聴きます。神経性やせ症が疑われる児童生徒の場合、人前で食べたがらない、食べる量が極端に少ない、おやつを食べなくなった、不規則な月経といった症状が現れます。その他の神経性やせ症特有の症状も理解した上で、児童生徒の心身の健康を守るためにも、普段の様子を気にかけてもらうように担任に働きかけていただくのも重要です。

周囲に気づかれずに神経性やせ症が進行している場合があります。小学校で発症し、気づかれないまま大学生になり、初めて病院へ来る方もいらっしゃいます。親、担任、養護教諭ら子どもの健康を見守る立場の大人が見逃したことにより、その子の人生が変わることすらあります。治療には長期間を要します。心身の健康に留意した温かい見守りをお願いいたします。

平成29年（２０１７年）に「摂食障害に関する学校と医療のより良い連携のための対応指針」が発行されました。この対応指針に、養護教諭の早期発見、早期対応について詳しく記載されています。全国的に養護教諭がやせてくる子どもの変化に気がつけば、早期の対応が可能になっていくのではないかと思います。

Q 104

娘や知人がどうも摂食症（摂食障害）ではないか、と疑われるとき、どうしたらいいでしょうか？（子：12歳）

A

情報を集め、やせが目立つなら、身体疾患が隠れているのではないかと受診を勧めましょう。

まず、情報を収集する必要があります。食事内容、食物摂取量、摂食時間などから、食事量が極端に落ちている、逆に大量に食べている、食事に長い時間をかける、食事内容に極端な偏りがある、隠れて食べるようになったなど、食行動に以前なかった様子が見られたならば、摂食症（摂食障害）の可能性があります。もしかかりつけのクリニックがあれば、まずそこで相談するのがいいと思います。「やせてきている。無月経や徐脈がある。顔色が悪いので何か病気が隠れているかもしれない」などの理由で病院受診を勧めるのがいいでしょう。しかしながら、神経性やせ症の方は、病気であるという意識が低く、説得してもなかなか病院へは行こうとしません。辛抱強く見守るしか方法がない場合もあります。その場合も、かかりつけ医など相談できる支援者と家族が相談を続けることが肝要です。機会を待ち、本人に受診の意思が芽生えたときには、地域に摂食症（摂食障害）に関して経験豊富な医師がいれば紹介してもらうのがいいでしょう。経験豊富な医師がいない場合、身体面のチェックを丁寧に行ってくれるかかりつけ医に継続して診てもらうことも選択肢の一つに入ります。

相談先として以下の職種や機関を頼る、利用するのも手です。

❶小学生、中学生、高校生は養護教諭

小中高生の相談は、養護教諭がいいでしょう。養護教諭も摂食症（摂食障害）についての理解は進んでおり、養護教諭と校医（小児科医）が相談できる学校では、まず相談できる場所として保健室を勧めます。養護教諭が摂食症（摂食障害）の児童生徒を見つけたときどうしたらいいかという厚生労働省の対応指針は完成しているので、それを利用している養護教諭も少しずつ増えています（Q115を参考にしてください）。

❷大学生は保健管理センター

大学生に対しては、保健管理センターが、少しずつ摂食症（摂食障害）への対応もできてきていますので、まず保健管理センターに相談するのがいいでしょう。大学用の対応指針ができていますから、学生への適切な対応ができる大学が増えると思います。

❸社会人は保健師

社会人は、もし働いている会社が大きな会社だったら保健師がいますので、保健師に相談するのがいいと思います。保健所の保健師に相談してもいいのですが、保健所に対して、厚生労働省の研究班が全国調査をしたところ、相談される件数はそう多くはなく、この病気について知っている保健師もそう多くありませんでした。保健師への啓発・心理教育も必要だということが分かってきました。今後どういう働きかけが必要かという段階に来ています。

❹管理栄養士による栄養相談

保険医療で、栄養状態の悪い方も相談できるようになりました。管理栄養士が低栄養状態の子に栄養相談を実施することに対して、診療報酬がつくことになりました。診療報酬は採算が取れるまでには達していませんが、栄養状態に問題がある子どもたちに、きちっとした栄養相談をできるようなシステムになりつつあります。厚生労働省が主導的に診療報酬を上げると診る医療機関が増えるんですね。近畿の調査で、管理栄養士が指導を実施している所は3割くらいなのですが、報酬が増え、実施してくれる管理栄養士の人が増えれば、栄養相談室も強力な相談機関の一つになるのだろうと思います。実際、管理栄養士が他の病気で栄養相談を受けて、その中の3割くらいが摂食症（摂食障害）だと気づくようです。そのため、ゲートキーパー*という意味合いでも、管理栄養士は貴重な役割を果たすことができると思います。摂食症（摂食障害）の栄養の相談で、きちっとバランスの取れた食事に関する客観的な情報を流してくれるだけでも、後に活きる可能性もあり、栄養相談には意味があると思っています。

＊ゲートキーパー：摂食症（摂食障害）の場合、気づき、適切な対応（悩んでいる人に気づき、声をかけ、話を聴いて、必要な支援につなげ、見守る）を図ることができる人のこと。

入院、治療

Q 105 入院した方がいいのでしょうか？（子：13歳）

A 適切な時期の入院は、回復を早めます。

入院した方がいいのか、入院しない方がいいのかですが、学校や会社を休まずに済みますから、できれば入院しない方がいいでしょう。ただ、適切な時期の入院は回復を早めます。安静がかなり守られ、栄養も入り、自分自身で考えることができ、いろいろなことへの気づきも増えてきます。

そういう意味から言うと、適切な時期に入院すれば、闘病生活が長期にわたらずに済む場合もあります。ギリギリのところで入院をせずに済む方もいます。早期なら、自分の気持ちが親によく分かってもらえたと実感できれば、改善は早いようです。他方、「こんなに食べないのになんで入院しないの。大丈夫かしら」といつも心配して、一家全体にかかるストレスが過多の状態は回復へ時間が余計にかかります。本人もお母さんもつらく、緊張感があり過ぎると、食べ物は食べにくいし食べてもなにか落ち着かないものです。その緊張感をどうほぐすかというのは、本人にはなかなかできないので、周りの助けが必要になってきます。ほぐすのも無理になると入院が必要になります。身体が衰弱していく場合は、精神科の専門病院ではなく、内科的な入院になります。内科的な入院というのは、本人の同意が必要です。本人が入院したくないのに入院はさせられません。倒れてしまい入院となったとしても、10日間ほどでちょっと食べられるようになり、低体重でも本人が帰りたいと言えば帰さざるを得ないのです。したがって、本人に入院の意思がなく治療を受けざるを得ないという形で入院になる場合はさほど治療効果のないことも多いようです。しかしながら、生命危機にある場合は、本人の意思とは異なりますが、救急入院やむなしの時もあります。

医師から説得されての入院でも、本人が致し方ないと考えて納得すれば悪くはありません。この病気に限っては本当に本人が嫌がっている入院はあまりいいことはないのです。

しかし、どうしようもない時、精神科医療では医療保護入院といって、命を守るため精神保健指定医の判断と親の意思によって行動を制限できるという法律があります。つまり、専門病院の担当医と親御さんの考え方が一致した上で、このままだったら命も危ないが本人が入院を拒否しているような時は精神科専門病棟への入院になることはありません。ただし身体面での危険性が高ければ、身体科での入院が先に来ます。医療保護入院ができる病棟は大学病院や、一部の総合病院、精神科専門病院にあります。医療保護入院で入院して、病院スタッフの厳しくも温かい支援を受けることができれば回復に向かうことがあります。一般病棟にでも精神科専門病棟にでも入院となった場合、本人が全然治療する意思がないなら、途中で退院して、いったん仕切り直して外来で診療を行い、あらためて再度また入院という形もあります。

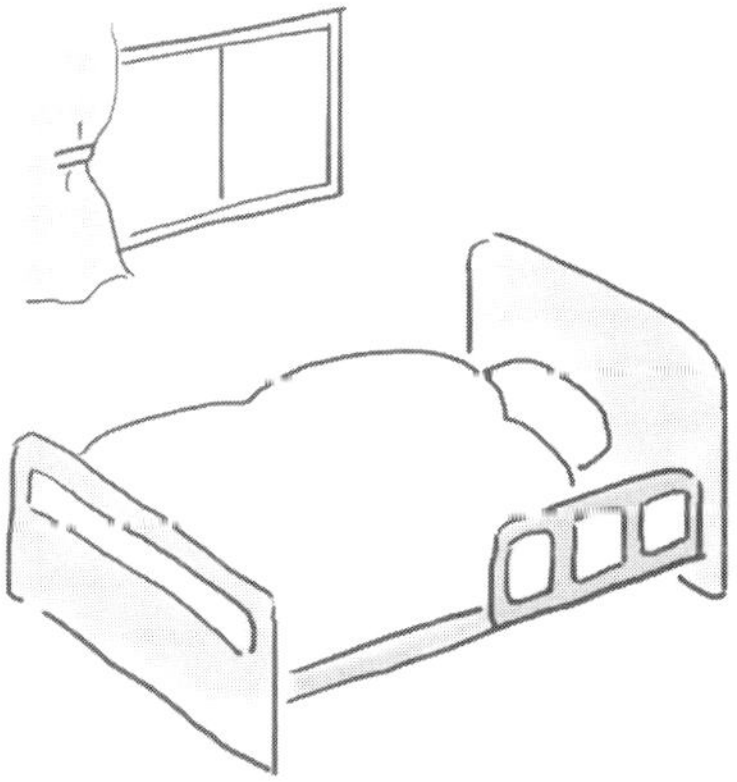

Q 106

本人はどうしても食べられない状態で、私（親）に「どうしたら食べられるようになるのか教えてくれ、治してくれ」と言い、「怖いから嫌だ」とも言います。太る、運動しないといけないという怖い幻覚が、薬を飲んでいても一日中（寝ている間も）出てくるそうです。入院中できていた入浴やシャンプーも嫌がるようになりました。汗を拭くのも嫌、身体を見るのも怖い、着替えも嫌、とどんどんエスカレートしています。催眠療法とか何か心理療法など、何でもいいので軽減できる方法を教えてください。（子：14歳）

A

この状態では、外来レベルの治療は難しく、再入院が勧められます。

私の所へ来られていた患者さんの経験では、催眠療法は費用をかけた割には——結構費用がかかります——、効果は薄いようです。何人か催眠療法を受けに行かれましたが、誰もまだ成功していません。

拒食期に一番重要な治療法は、やはり食事をとることです。食べることによってさまざまな周辺症状が軽減することを多く経験しています。自宅で食べることが困難なら、入院して食べるリハビリをする方が改善しやすいと思います。

ご質問の状況なら、入院が一番効果的です。入院は繰り返すことで効果が増強されることも多いようです。

外来で、食べないと言っている間は、心理療法（精神療法）も薬物も、食べることに関してはあまり効きません。

入院中の食べられない時期の食事療法と絡んで、管理栄養士のカウンセリングは意味があります。最初の頃は難しいかもしれませんが、自分で食べたい物を考えて栄養のバランスが取れるように食事指導をしてもらい、管理栄養士と話し合うことで少し良くなることがあります。これも、栄養が十分に入っていないと効果がないこともありますが、管理栄養士が、自分の食べる物をいろいろ考えてくれて、それが食べられるようになると、「分かってもらえた」という感覚が増すので、良くなることに結びつきます。ある程度食べられると、管理栄養士と人間関係ができてきますから、その関係ができたところでまた少し良くなります。

入院中の看護師の力はやはり大きいです。最初は身体が衰弱している間は、入浴できないため、身体を拭き、シャンプーをするなど毎日身体の世話をしてくれます。中学生くらいまでだと看護師が行う本人への身体のサポートを嫌がる子はほとんどいません——親による世話を嫌がる方が多いようですが——。全てに対して拒否する状況になることがあります。看護師のサポートを嫌がるようになる時は何をやっても無理です。お風呂に入らないことに何も言わず、むしろ「入らない方がエネルギーを消耗しないからいい」というぐらいの気持ちでいる方がいいです。

入院して栄養をしっかり摂取する治療が必要で、枠組みのしっかりした心理療法はその後です。カウンセリングも最初からは困難で、途中からある程度本人が気づいたり、管理栄養士、看護師、主治医に対してちょっと分かってもらえているという感覚を持てば、心理士（公認心理師、臨床心理士）との面接ができてきます。これは良くなるためのプラスアルファになりますが、心理士との面接だけで全面的に良くなるわけではありません。良くなるのは、その方が総合して成長していくからだと思います。少しずつ食べることによって、少しずつ行動範囲を広げていく中で、本人が「今の食べる量だったらこれくらいの行動範囲だ」ということを理解して、認知できて、分かってくるということが回復への一歩になります。医療はこのように関わりますが、私は良くなる一番の大きなポイントは、親に食べられない苦しさとか、つらさ、しんどさを本当に分かってもらえたということだと思っています。

しかしながら、食べないと進みません。食べられなかったら、本人と丁寧にできるだけ時間をかけて話し合い、鼻からチューブを入れて摂食量をある程度のところまで持っていかないと心身の改善は難しいです。それをしないと精神症状が出やすいし、親も寄せつけないのです。質問にある「太るとか、運動しないといけない」という想いは医学的には幻覚とは言いませんが、栄養状態が悪いと被害的になりやすいので、妄想に近い思い込みになることは多いようです。そこでも栄養失調状態が一番の問題で、まずは受診して栄養状態を確認して、栄養状態改善のための支援を受けるため入院をトライします。その間に重要なことは、生活支援として看護師のやり方（頭の洗い方とか、身体の拭き方など）を横で学びながら、看護師が「お母さんも一緒にしましょう」と言ったら一緒にして、ある程度の時期が来れば、シャンプー介護をお母さんが少しずつ看護師に代わってできると、新たな一歩になります。入院中に練習しておくと家でも母親の支援を受け入れやすくなります。このように、うまく利用すると、入院は治療の過程で重要な役割を果たします。

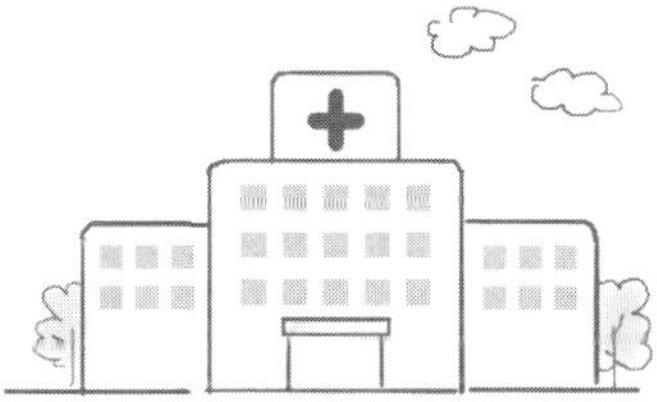

Q 107

本人が薬に手を出すということへの一つの対応策として、医師に「精神科の病院に入院して、一度お薬を出してもらうという方法もある」と言われました。私（母）や周りがいくら「入院してやっていこう」と言っても、本人自身が2年足らず精神科病院に入院した苦しい経験から「どうしてもそれは受け入れられない」と言うので難しく、今後のことが不安です。またこれからも薬に手を出すと思うのですが、何度薬を飲むことが続いても、このまま外来治療でいいものでしょうか、それとも今対策を考えないといけないでしょうか？（子：24歳）

A

入院は一つの策です。飲む前に話ができるかを目標にします。

過量服薬する理由として、そのときは薬を飲んでいないと心身ともにもたない感じになっていることがあります。心身ともにもたない感覚からの脱却が必要です。本人がカウンセリングを希望すれば、カウンセリングは非常に良い予防対策になります。依存症になっているときは薬を除くための入院が必要なときもあります。それでも本人の意思がなかったら難しいようです。頻繁な過量服薬は、入院したからといって治るわけではないのですが、本人がもうどうしても飲んでしまうから、やっぱり短期間でも入院して、ちょっといろいろ考えたいとか、薬をやめたいとか、調整してほしいという意思が強ければ入院は役に立ちます。短期間の入院でもいいです。

二つ目は、危険な薬を持っていて、それを危険だと分かっていて服薬して死のうと思う子もいます。何か危ない薬だけ外して飲む子もいます。危険な薬を除いている間は大丈夫なのですが、危険な薬を飲みだすと命に関わりますから、手段を考える必要があります。

ご質問のお母さんのお子さんは、あくまで今のところ、薬を飲んだ直後に訴えてくるんですね。それだったらまだ大丈夫です。子どもの方でこの親には何を言ってもやっても分かってもらえないと思ったら、親が気づかないうちに薬を飲みます。ものすごく強い薬なら、意識が戻るのに時間がかかり、身体にダメージがあったり命に関わったりすることがあります。軽い薬なら目が覚めて、実は飲んでたんだよと言われて、ええっと驚くということもあります。

薬を飲んですぐ言ってくれるということは、分かってほしいし、まだまだ自分が良くなりたい気持ちが強いということです。できれば、薬を飲む前に言ってもらう。お母さんは「これから飲むという前に言って」とお子さんに言えたらいいです。「そこで飲まないように、一緒に辛抱しよう」とか、「ちょっと散歩に行こう」とか、一緒に考えることができます。お子さんが、薬を飲む前に言えるようになるというのが、一番の目標ですね。それができるようになったら、もうものすごい進歩です。

Q108 摂食症（摂食障害）に効果がある薬はあるのでしょうか？（子：22歳）

A 現時点では効果のある薬は見つかっていません。周辺症状に効果を示す薬はあります。

摂食症（摂食障害）自体に対して効く薬は、今のところはないといわれています。

薬物療法は、混乱している時期に落ち着きを取り戻したり、睡眠を助けたり、強迫的に何かにこだわることを軽くしたり、胃を動かしやすくしたり、抑うつ気分を改善したり、といったことが目的になります。つまり周辺症状に効く薬はあります。

うつや強迫症状や不眠が改善することによって、摂食症（摂食障害）が改善し、意欲が増すことはあります。そういう意味合いでは薬の効果はあります。しかし、現時点では神経性やせ症の中心症状（肥満恐怖ややせ願望、やせていてもやせと認識しない、など）に効く薬は見つかっていません。環境の変化や、周囲の対応の仕方によってうつ症状が良くなり、食べ物に対する恐怖感が減ることはあります。環境調整といいますが、周りからの働きかけが変わることによって症状が改善することがあります。

食事療法

Q 109 本人の食べたい物だけ食べてもいいのでしょうか？

A 初期には、食べたい物を食べるといいでしょう。

初期の自宅での食事、食物摂取については、食べたい物を食べることを勧めます。食べたい物を食べる、食べられる物を食べるのは良い方法です。その際、食べることはつらいことですので、食べられていることを労《ねぎら》います。少しずつ量を増やす練習をします。結構食べることができ始めたら、バランスの良い規則正しい食生活を身につけていきます。食べたい物を食べても、食べる量が増えず、栄養状態が悪化する場合は、入院治療が必要なときがあります。

Q110 入院中でカウンセリングを受けていません。カウンセリングに時期はあるのでしょうか？（子：18歳）

A 本人が希望し、適切なカウンセラーがいれば、時期は問いません。

適切な方がいて適切な時期であれば、入院中でもできればした方がいいです。食べ物に執着して、1時間カウンセリングしても1時間中ずっと食べ物の話になる時は避けた方がいいこともあります。その時期でも摂食症（摂食障害）に詳しいベテランのカウンセラーなら違う方――食事以外の日常生活のつらさ、悩み――へ持っていけますから、カウンセリングを受けることは悪くはありません。入院中、主治医や看護スタッフなどがカウンセリングの時期かなと思い、本人もそれを希望するのなら、カウンセラーを見つけたいところです。入院、退院後にかかわらず、本人が相談したいことがあれば、カウンセリングを導入することで、少しずつですが、変化が見られることは少なくありません。

病院との関わり方

Q 111

4カ月ほど入院していたので、本人は絶対に入院は嫌だと言います。「体重が減り過ぎたら入院」という言葉でなんとか維持しています。通院もできればやめたいようで、先生も嫌いだと言い、病院に行くことそのものが嫌そうで困っています。どうしたらいいでしょうか？（子：17歳）

A

まず、体重キープを目標とします。通院が嫌だと主治医に訴えるようアドバイスしましょう。

「体重が減り過ぎたら入院」という言葉で自身の状態を現状維持できているなら、よくやれていると思います。体重を維持することを目標にすることが大切で、減らなければいいぐらいで考えていれば、そのうち変わってきます。体重を維持することによって入院にならないように自分自身で努力していたら、「よく頑張って維持している、よくやっているね」と本人に語りかけ、しばらくその方針でいく方がいいです。

「先生も嫌い、通院もしたくない」と言いつつも、病院には行っているのでしょうから、「しんどいのに、嫌いなのによく行ってるね、偉い」と病院に行くことに対しては労《ねぎら》って続けさせるのはいいことです。何より「先生も嫌い、通院もしたくない」ということをお母さんに訴え、自分の気持ちを表すことがとても大切なのです。

そこでうまい具合に話が進んで「先生も嫌い、通院もしたくないというのは、なぜなのかしらね？」と聞いたり、「この次にその思いを先生にぶつけてみよう」「どうなったら通院しなくていいか、先生に尋ねよう」と言ったりしてもいいでしょう。ところが、その場になると、言おうと思っていてもなかなか言えない。それが言えるようになったら相当の進歩です。

コミュニケーションがだんだん取れだすと治療の枠組みとかシステムをつくることができます。通院終結の目標も決められたら最高です。時間はかかりますが家族が仲介し、通院を継続できるといいでしょう。万一、本人が行かなくなったら、母親だけでも継続的に相談に行くことで、道が開けることがあります。

Q112

治癒

どうなったら「治った」と言えるのでしょうか？（子：15歳）

A 十分食べ、体重が標準体重近くになり、社会生活が送れるようになることも一つの基準です。

一つには、診断基準（266頁を参照）を満たさなくなったら、それが治った時と考えられます。この場合、診断基準上は寛解といいます。神経やせ症では、体重だけ回復した場合は、部分寛解といいます。

また、以下の①から③全てを満たしたら治ったと言えます。

① 体重・栄養状態が回復し、やせをやせだと認識できること
② 体重が増えることに対する恐怖がなくなり、体重が増えたことによる衝撃を受けなくなること
③ 学校や職場などでの社会生活が十分送れていること

実際の臨床現場では、身体的には問題なく、社会生活をスムーズに送れる状態まで回復し、これぐらいなら良いと本人や家族、支援者が思える時が治った時と言えるでしょう。しかし、これぐらいなら良いと思える基準が高ければ、治ったと考えるのは難しいわけです。診断基準を完全に満たさなくなるまで、親は「完全に治ってほしい」、子どもも「ここまで良くならな

いといけない」と思うのでは、なかなか治った感触は得られないものです。特に親も含めて完璧主義なら、かなり高いところを目指そうとすると、いつまでたっても治っていないような気になってしまう。そこが大きな問題ですので、ほどほどという感覚を大切にしたいのです。

私のところに治療に来ている人で、治って治療終了になった方はたくさんいます。そういう方たちは、まあまあこんなものかという感じが長期間続き、治った人が多いです。そして最終的には、診断基準は満たさなくなっています。

社会生活がそんなに障害されていないということが大事です。ある程度食べていて、体重が標準体重近くになり、なんとか社会生活が送れていたらいいのではと思えた時、親も子も周りもそう思った時が治った時なのだろうなと思います。

Q113

好き嫌いなど、食べる物が偏らない、元の食生活に戻れる可能性はありますか？（子：15歳）

A 可能性は大きいですが、完全を目指さないようにしましょう。

元の食生活に戻れる可能性は大きいですが、完全に同じとは言えません。より成長した食生活になる方がいますね。

好き嫌いを今まで黙っていて、我慢して言わなかった子は、好き嫌いがずっと続くこともあります。嫌いだった物でも、味覚が変わって食べるようになることもあります。

したがって、元の食生活に戻るという観点より、より自分に合った食べ物とか、より健康的な食生活になることを期待し、そういう方向に持っていく方がいいと思っています。そのために、栄養相談を利用したらいいでしょう。管理栄養士に栄養指導を受けながら、バランスの取れた食事の中で美味《おい》しい物を食べるというのは大切です。

摂食症（摂食障害）になる子というのは、グルメの子が多くて、美味しい料理を知っています。少量の物だったら美味しい物が食べられますから、少量で種類を多く作ってあげるのも一つのコツですね。

Q 114

8年間拒食し、本人は治りたくないと思っています。現在24歳、カロリー表示をした宅食を利用しています。親が食事の手助けをし、一人では食べられません。「良くなっている」と先生に言われると、治りつつあると思って不穏になります。治りたくない気持ちを変えさせるにはどうすればいいでしょうか？

A

治りたくないつらさを汲《く》み、小さな治りたい気持ちを大事にして、寄り添いましょう。

この病気は、治りたいけれど治りたくない病気とも言えます。治りたくないくらい、自分はこんなにつらいんだということを分かってほしいところもあります。こちらがそのつらい気持ちをどれくらい受け止められるかです。親の手助けを得ながら食べ、親に助けてもらうことで安心し、一人で食べられるようになったら――そして親が食事の量が増えたところを見ると――親に助けてもらえなくなるのではという不安もあるようです。その場合、「食べるようになっても、いつでも大事に思っている」というメッセージを親が送り、本人がキャッチできれば、食事面では親から独立していきます。

実は、治りたくないと言いながら、治りたいという気持ちも少しあって、そこが一つのポイントです。ごく小さい「治りたい気持ち」を徐々に徐々に膨らませていけるかが大切です。その方の持つモチベーションが高まるような、何かこのために治りたいとか、こういうことがしたいから治りたい、ということが見つかると道が開けます。ごく小さなこと、例えば夏祭りに行きたいとか、浴衣を着たいとかでも、少しは良くなりたい気持ちに結びつきます。モチベーションが小さなものと、大きなものと、中間的なものを、周囲が見つけてあげるか、本人が見つけられるかです。幼ければ幼いほど、みんなの協力が必要でしょうし、大きくなればなるほど、自分の力の方が必要になってきます。学校に戻ろうという気持ちもそうですし、運動会に出たい、修学旅行に行きたいという気持ち、高校、大学に行きたい、就職したいという気持ちもそうです。そういうものが力となって、治りたくないという気持ちから離れ、徐々に治っていくことがあります。

しかし、これは少しずつ、少しずつということです。親が焦り過ぎず、ちょっとしたことへの協力を続けることが変化を生みます。親が焦って、本人の気持ちを変えさせるために他者の力に頼り過ぎたり、無理やり食べさせようとしたり、学校へ行かせようとしたりと、いろいろなことを企むと、逆に難しくなり、隘路《あいろ》に陥ることもあります。「治りたい」と「治りたくない」の両方の気持ちがあるけれど、小さな治りたいという気持ちを大切にして、それに向かっていけるよう支援をしていくという感じです。

一時的には体重が増えることで不安が強くなり、治りたくない気持ちが強くなって不穏になることもあります。食べたいけれど食べたくない、という気持ちを理解して、不穏な状態の本人から少し離れてしばらく見守ります。落ち着いたら、手を握り、黙って横に座ります。治りたくないつらさを汲《く》みながら、本人の小さな治りたい気持ちを大事にする姿勢を忘れないようにしましょう。

支援組織

Q 115 摂食症（摂食障害）支援のためのセンターはどうなっていますか？

A 摂食障害全国支援センターのサポートのもと、摂食障害支援拠点病院が徐々に増えています。

平成26年（2014年）に、厚生労働省が予算を計上し、国立精神・神経医療研究センターを中心として、現在の日本における摂食障害の実態（患者さんや治療、学校との連携など）を研究する研究班ができました。筆者も参加しました。その結果「エキスパートコンセンサスによる摂食障害に関する学校と医療のより良い連携のための対応指針（小学校版、中学校版、高等学校版、大学版）」が平成29年（２０１７年）に完成し、日本全国でゲートキーパー研修会が行われています。動画も配信されています。対応指針はまだあまり知られていませんが、活用した養護教諭の中で「活用しやすい」「まあまあ活用しやすい」と答えた方は85・２％でした。[1]「活用しにくい」と答えた方は０％でした。[1]また、研修に参加された養護教諭の摂食症（摂食障害）に関する知識や対応の習得度が高まったと報告されています。[2]ゲートキーパー研修会に参加する方が増え、活用が増えていくことが期待されています。

平成27年（２０１５年）には、摂食障害全国基幹センター（現：摂食障害全国支援センター）ができました。摂食症（摂食障害）に関する情報が豊富に準備されています。さらに、摂食障害治療支援センター（現：摂食障害支援拠点病院）が最初４県（宮城県、千葉県、静岡県、福岡県）でしたが、その後、石川県と福井県、東京都、栃木県にも設立されました。摂食障害支援拠点病院で困っている方への相談も行われています。

また、日本摂食障害学会という研究者の集まりとは別に、患者支援の組織である日本摂食障害協会は新型コロナウイルス感染が広がっていたときも中断せず、いろいろな催し物を提供し、積極的に活動してきました。

文献

（1）作田亮一（2023）：「コロナ禍が10代摂食障害患者に与える影響」および「摂食障害に関する学校と医療のより良い連携のための対応指針」の活用状況のアンケート調査．世界摂食障害アクションデイ2023年6月4日（ネット配信）
（2）服部紀代、大波由美恵、加地啓子ほか（2021）：「摂食障害に関する学校と医療のより良い連携のための対応指針」を活用したゲートキーパー研修会の意義．こどもの心とからだ、30巻1号：25—30頁

第2章

なでしこ便り

——家族教室「虹の会」の活動から——

西神戸医療センターで開催された「虹の会」――摂食症（摂食障害）の家族教室・家族会――には多くの方の支援がありました。初期は毎月開きました。その中で質問コーナーは半年ごと、1年に2回行われていました。「はじめに」でも触れましたが、質問コーナーではその場で、参加者に用紙を配付し、質問を書いていただきます。担当医師が即興で質問に答えICレコーダーに録音します。録音内容をスタッフが聞き取り、逐語録として文章にします。それをもとに担当した医療スタッフが「なでしこ便り」と題し、そのお便り（配付物）の巻頭言を執筆しました。それが17回分あり、巻頭言ではそれぞれ表題（タイトル）をつけ、その回の特徴や出てきた話題について感想を述べています。以下は「なでしこ便り」の巻頭言の表題（以下1～17の見出し）と内容を収載したものです。その内容は当時書かれたものであり、現在の状況からは少し離れたものもあるかもしれません。ただ、その時にその場で感じた率直な意見が述べられており、家族の生の様子が浮かんでくるようになっています。参考にして、摂食症（摂食障害）の理解、支援に役立てていただくようお願いします。

1．分かってほしいという思い、家族が分かるということ
――「虹の会」で学んだこと――

西神戸医療センターでは、月に一度、高宮静男先生による摂食症（摂食障害）の家族会「虹の会」が開催されています。既に120回を超える歴史ある会です（２０２０年には200回を超しています）。現在、当方は「摂食症（摂食障害）がどのようにしたら治るのか」という疑問を解決するため、「虹の会」に参加させていただいています。Ａ県下の医療機関には残念ながら、摂食症（摂食障害）の家族会はないようです。そこで、会の様子をお母様方に知っていただくため、そこで学んできたことを、今後、Ａ県のお母様方に定期的にお伝えさせていただけないかと考えました。

「虹の会」の様子

会ではまず、参加された親御さんが近況報告をされます。参加者は、発症してからの年数や病気の種類（過食、拒食）に関係なく集まり、症状が落ち着いている方、少しずつ良くなっている方、大変な時期にある方など、状況もそれぞれです。近況をお話しされる中で、つらい感情や、時には子どもへの批判的な思いを吐露することもあります。そして、ご家族が語られた話の中からテーマを取り上げて、「こんな場合、どうしているか、どうしたらいいか」ということを、また参加者の方々が順次話していかれます。

これまで参加させていただいた中で、多くのテーマが取り上げられました。例えば、１年前と比べたら確かに良くなっているけれど、そうなると、ついハードルを上げてしまい、先日、娘と衝突してしまった」というようなお話が出ました。這《は》えば立て、立てば歩めの親心ですが、この回では「親として子どもに期待するのは当然のこと。本当に子どもに期待することは悪いのか」ということをテーマに、参加者がこれまでの経験を振り返りながらお話をされました。

今回の学びとしては、

親が期待するのは間違っていない。しかし、子ども自身の期待（理想像）もかなり高いのがこの病気の特徴。親の期待に沿おうと子どもも思って生きているので、高すぎると頑張り過ぎてしまい、あまり期待度を低くしすぎても「自分は期待されていない」ということになってしまう。ほどほどの期待がいい。

親が親として期待度の設定を適切にできるかどうかがポイントで、親は「この子にとって高すぎる期待なのかどうか」を吟味していかないといけない。待つ方がいい時もある。「この子の今の力でいけるのか」というところを親として見定めていくことは必要だし、親自身が「何を期待しているか」というところをしっかり自己認識することが大切。

ということでした。

このように、お母さんご自身が病気に対する理解を深められることはとても大切だと思います。しかし、摂食症（摂食障害）は奥の深い病気で、ご家族や周囲の方々が病気を理解するには、長い時間がかかるようです。参加者のお母様方も、「虹の会」を励みにひと月ひと月を踏ん張られ、一歩ずつ一歩ずつ成長していかれていました。そのようなお姿を拝見し、会に参加できないお母様方にも情報提供ができないものかと思い、髙宮先生にお願いしましたところ、先生と参加者のご家族の協力を得ることができました。貴重な情報を共有していきましょう。

摂食症（摂食障害）の子どもさんを持つご家族が抱かれる疑問点や困難状況は、多少の症状の程度の違いがあるかもしれませんが、本質的には同じように思います。ご不明な点、感想などをお寄せいただければ幸いです。

2．慌てず、焦らず、諦めず

一人のお母さんが、「慌てず、焦らず、諦めず」と発言されました。

摂食症（摂食障害）の子どもにとっても、お母さんにとっても、ものすごく良い言葉です。どこかの水泳のオリンピック選手が言っていましたが、これは常に我々も思っていないといけないと思います。本人にもしばしば「慌てず、焦らず、諦めず」と伝えます。諦めなかったら、なんとかなりますからね。反対に、この気持ちがないことには、良くなりません。

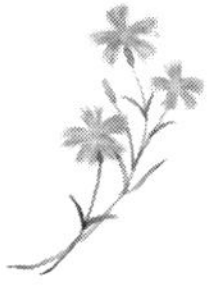

どうしても病気になった最初のうちは、親はその子の状態の理解や把握ができないのですが、本人も自分の状態を理解できません。その状態を理解して把握するまで、かなりの時間がかかります。いろんな経験をしていかないと分からないものです。相当時間のかかる子も多く、親が「慌てず、焦らず、諦めず」待てるか、というのは非常に重要な点です。

就職が決まらないような状況の時や、学校がうまくいっていないような時、体重をはじめとして全体的に停滞します。停滞しても、それがうまくいきだしたら戻ります。しかし、うまくいきすぎるとまたポシャる（ダメになる）んです。そこが難しいところです。うまく就職が決まると、少しずつ体重面は増えてくるけれど、うまくいきすぎると、また頑張り過ぎて体重が減るというようなところがあります。ほどほどのところで、自分で自分がつかめるかがポイントです。「この状態だったら自分は一番いいんだ」「かなりいい状態だ」ということをつかむには、やはり時間が要ります。慌てないこと、焦らないこと、諦めないことが肝要です。

3. 理解しにくい症状に隠された気持ちを理解する

摂食症（摂食障害）のお子さんに共通して見られる不安や強迫的な行動、また食行動を、どのように理解していったらいいのか、とても戸惑いが大きいと思います。一般にこれらの症状は理解されづらく、ご家族の誤解や混乱を招き、そして、無力感を生じさせることが指摘されています。

このため、お子さんへのご家族の関わりが、つい批判的になったり、あるいは過保護すぎたりしてしまうと、結果的に、お子さんの摂食症（摂食障害）の症状を維持してしまうことになります。

ご家族が摂食症（摂食障害）の「症状」に対応されるとき、その「症状」がどういう気持ちから生じるのかを分かっておくことで、ずいぶんとお子さんの回復のサポートにつながります。特に小児期および思春期発症の摂食症（摂食障害）患者さんの治療には家族の協力が欠かせないものとなります。

4．感情の波を乗り切る

今回は、過食期におけるご質問がいくつかありました。過食期に入ると、本人は自分がぶくぶく太っていると感じて、自分は最低な人間だと思ってしまうし、自信はないし……という状況に置かれるので、そのどうしようもない感情の波が、一番近くにいるお母さんに押し寄せていくことになります。

「情緒の波」というものはこの病気に付きもので、そこをご家族も本人も上手に乗り切ることが大切ということです。ポイントは「波乗りみたいな形で乗り切ること」です。「しなければならない」と思うと身動きできなくなりますから、肩の力を抜いていくことが大切です。頭で分かっていても、肩の力というのは、なかなか抜けないものですね。必死で余裕のない日々だったけれど、こうやったら肩の力が抜けた、といったご経験が「虹の会」でも報告されてきました。

5.「ほどほど」にやっていくこと

「虹の会」には、摂食症（摂食障害）の症状が現れ始めて間もない方から、数年経っている方まで、さまざまな親御さんが来られ、さまざまな質問が寄せられます。どの時期にも共通していることとして、「最終的に摂食症（摂食障害）が治るということはどういうことなのか」ということを考える機会となっている、ということです。今、どういうところにいて、これから、どこに向かって歩いていくのかを、折にふれて立ち止まり、振り返り、確認することはとても大切なことだと思います。なかなかすぐには変わらないでしょうが、根っこに安定した「ほどほど感」があることが「治る」ことへの大きなターニングポイントではないかと思います。

「ほどほど感」が普通になること、「ほどほど感」が日常になること、習慣化すること、身につけることを目標の一つにするのもいいかもしれません。

6.「分かってもらえている」と感じること

摂食症（摂食障害）の症状が現れ始めて間もない方から、10年以上経っている方まで期間はさまざまですが、どの時期の親御さんも抱かれている疑問として、本人または家族に対する対応・接し方が挙げられます。

本人との話し合いによって本人の意思や希望を聞きながら、どのようにしたいのかということを共に考え、歩んでいくというプロセスを踏みながら、少しずつ前進していくことが重要なのではないかと思います。そのプロセスの中で、本人が「分かってもらえている」と感じることがポイントです。そこで何がしたいか、何になりたいかを話し合っていれば、お節介にならなくて済む場合もあれば、不足しなくて済む場合もあります。きっちり話し合いができていない状態だと、お節介になりがちです。互いに何も話せないでいると、本人は分かってもらえていないという感覚になります。

最終的に、自分の気持ちを分かってもらいたいという部分が大きい病気であるため、分かってもらえているというところが充足すれば、良くなってきます。本人が分かってもらえたという気持ちになればぐんぐん前進してきます。そのため、話し合いが必要になってきます。最初のうちは全く話し合いができないことが多いため、そこがつらいところでもあります。本人の希望を聞きながら徐々に話し合いができるようになってきて、本人の求めることをサポートできれば、食べる方も良くなってきます。実は、日頃の何気ないやりとりの中でも何かを感じ、気持ちを伝えるチャンスはたくさんあるので、それを見逃さないことも大切です。

7. 本人にバトンを渡す

摂食症（摂食障害）は、少しずつ毎日の生活の中で普通の生活が増え、摂食症（摂食障害）の部分が少しずつ減っていくという治り方をするため、親御さんもどの時点で治ったと思っていいのか、安心していいのか、不安に感じる方が多いようです。病気の状態というよりも、むしろ親御さん自身が、子どもさんを見て「このぐらいが、この子にとってほどほどのところなのだろう」という当座の着地点を見つけていく——そんな見方が大切なのだということを学ばせていただきました。一歩進み、半歩戻り、一進一退しながら良くなっていく過程の中で、健康的な部分には普通の子育ての気持ちでよく、病気の部分には常にケアや支援が要るということからも、やはり親御さんの見極めが必要になってくるようです。本人の自立に向けて、祈り、見守り、待ちながら、選択肢を与え、「本人にバトンを渡す」ためには、腹をくって、どっしりとした心のゆとりを持つことがいいのだろうと思いました。

8. 覚悟と回復

「摂食症（摂食障害）という病気はどうしたら治るのだろう」という疑問とともに、「虹の会」に参加するようになった当初にお聞きした「どうしたら治るのだろうではなく、治るために一緒に考えようという姿勢が大切だ」という言葉をあらためて思い起こしています。

これまで「虹の会」に参加させていただく中で、子どもと共にあってつらさを汲《く》み取ること、分かってほしい気持ちに寄り添いながら、その子なりの「ほどほど感」を身につけられるように見守ること、失敗しても再トライする中で本人が自信を持てるよう支援していくこと、そしてなによりも親御さんが、「慌てず、焦らず、諦めず」の精神で、「必ずこの病気は治るんだ」と希望を持つことの大切さなど、多くのことを学ばせていただきました。そして、これらを実践された親御さんご自身の成長されたお姿を拝見して、心から感銘を受けました。

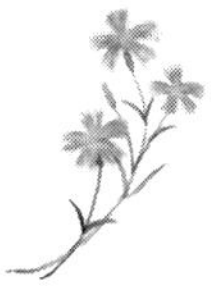

「慌てず、焦らず、諦めず」を実践してきた親御さんを交えての今回の質問コーナーは、いつもより一歩も二歩も踏み込んだ深い内容となりました。多くの質疑応答の中で印象的だったことは、摂食症（摂食障害）の回復には「こうしたら治る」という特効薬はないけれども「回復を左右するものがある」ということです。それは、一言で言えば「親の覚悟」ということです。「良くなるには親の覚悟が要る」「本当に覚悟ができたら諦めない」「親が治療者に依存しすぎると治るのが遅くなる」など、さまざまな角度から覚悟の重要さが語られました。覚悟があればこそ粘りと工夫によって相手に合った対応をしていくことができるのだ――先ほど紹介した「治るために一緒に考えよう」という言葉とつながってきました。

「親がピリピリしないでふんわりできること」や「本人の自立のためには本人がトライできるようにしていくこと」が回復にとってプラスの関わりになることなども話題になりました。これらもやはり覚悟を決めることで、余裕と創意工夫を生み出すのだと思います。

9．アンビバレンツ
――「治りたい気持ち」と「治るのが怖い気持ち」の同居――

お子さんの心の中に「治りたい気持ち」と「治るのが怖い気持ち」の両方があることに気づ

かれている親御さんからのご質問がありました。また、服薬への依存に関するご質問に対し、「薬を飲み続けることの不安（薬をやめたい）」と「薬を飲み続けたい（薬に頼りたい）」という両方の気持ちがあるという説明がありました。このほかにも、摂食症（摂食障害）という病気の特徴の一つとして、「親に甘えたい」気持ちがあるのに行動では「反発する」という態度があることにも触れられました。

パターンを変えつつ何度か登場しているこれらの話題は、相反する感情を同時に持つ心理状態を表すもので、専門的には「アンビバレンツ（両価性）」と呼ばれています。髙宮先生は、これは摂食症（摂食障害）の一つの大きな病態で、この病気の特徴をよく表していると指摘されました。

そこで、摂食症（摂食障害）を理解するキーワードとして、少し掘り下げて、この言葉の語源を見てみますと、アンビバレンツのambiは「両側」の意で、valentは「～の力を持つ」の意があるとのことです。つまり、二つの強い心的エネルギーが正反対の方向に向いて存在しているため、どちらにも進めず、まるで引き裂かれるような状態であることが想像できないでしょうか。

しかし、摂食症（摂食障害）のお子さんが自分自身でこのような自分の気持ちや状態に気づき、気持ちを修正したり、言葉で表現したりすることはとても難しいことです。自分自身の気持ちを言葉で表せない代わりに、自分の身体で訴えて、自己を表現している病気なのです。

　回復に向けた支援としては、摂食症（摂食障害）を持つ子どもが「依存」と「自立」という正反対の方向に向く両方の気持ちを抱えて苦悩しているということを、しっかりと汲《く》んでいくことが肝要であることを学びました。実際に、その大変さを汲んでいく関わりができるかどうかが重要なところで、支援者自身が問われるところだと感じています。このことを念頭に置き、これからの関わりに活かしていきたいと思います。

10．私は私、この子はこの子

　自分の問題に向き合うことは、摂食症（摂食障害）の治療のみならず、人生哲学にも通じる深い課題です。今回は自分と他者を区別して考えることの大切さについて学び、自分自身の問題を見つめる良い機会となりました。

　子どもの苦しみを間近にした母は、「できることなら代わってやりたい」「何か助けてやりたいがどうすればいいのか」と心を砕いています。母は、自分が完璧などとは決して思っていないのですが、子どもが食べない、元気がない、便秘がある、ひきこもりがち、など、子どもへの心配で頭と心がいっぱいになり、自分を見つめるゆとりを持ちにくい状況にあるのではない

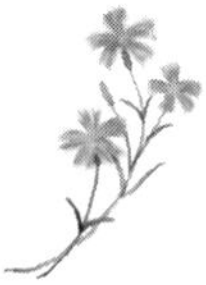

でしょうか。

自分が渦中にいる時、自分もよく見えず、出口に向かう道を探すことが途方もないことのように感じられたのに、渦から抜けてみると、たったこれだけのことが……といった経験は誰にでも、一度や二度はあるのではないかと思います。対応に困惑してしまうような子どもの言動も、その意味を理解できれば、一歩も二歩も前進します。このことは、毎日の関わりの中に回復への希望がたくさん詰まっていることを表していると思います。人の心は取り出して眺めるわけにもいかず、本当の意味で分かることは難しくても、注意深く見ていると、少しずつ、その子が言葉で表現できないつらさを汲《く》み取れるようになってきます。一歩立ち止まって、少しだけ相手との距離を置き、自分を眺めてみると、自分の中にある問題や、それが相手に与えていた影響にも気づかされます。

よく「自分は自分、人は人」と言いますが、これは自分勝手ということではなく、自分も相手もお互いに独立した人格として存在していることの尊さを表しているのでしょう。大切なわが子であればこそ、その言動の一つ一つに、こちらの心もさざなみのように揺れ動き、大波に揺さぶられますが、それでもなんとか揺れ幅を徐々に少なくしながら、その奥にある子の苦しみやつらさを感じ取ろうとする姿勢で寄り添うことができれば、子は子として受け入れられている安心の中で回復に向かっていくことができます。また、大小の波が押し寄せる中、母が母として子にしっかりと寄り添い続けるためには、母自身が受け止められることも大切です。自己を見つめる時間を持ち、少しでも心のゆとりを生み出していくことができればと思います。

11. 寄り添い続けることの意味 ——安心感を育む——

私たちが普通に食べている食べ物が食べられなくなり、どんどんやせ細ってしまう拒食の時期には、周囲のご家族や支援者は、一口でも多く食べてほしいと願います。また、どう声をかけたらいいのか悩み、どんなきっかけで食べられるようになるのかを知りたいと思います。

この時期を乗り越えられた先輩ご家族からは、「入院していて30 kgになったら退院できる」という目標を励みに少しずつ食べるようになったことや、「昔なじみの人との落ち着いた関係や季節の節句の雰囲気で自然と食べられた」ことなどが語られました。ある人に良かったことが、他の人にも必ず良いとは限りませんが、お話を伺う中で、食に関して周囲ができることは「その子の中の安心感」を、どう育めるかなのだと感じました。宅配の食事がカロリー表示もあり安心して食べられるのでしばらく続ける、時間を見ても食べられていることを大切にして今のやり方を続けるなど、いつまでもこんな食事の方法でいいのだろうかと親は気になっても、「本人のやり方」を見守り、認め、信じて待つことが、本人への寄り添いとなり、安心感を育んでいくのだと思います。

そして、このように寄り添うことは、摂食症（摂食障害）という病気を持つ子どもにとって、食にとどまらず、進学、バイト、就職などの社会との関わりの中で引き続き、並行して、大切になります。自立やアイデンティティを確立していく段階にさしかかる思春期には、例えば、そばから見ていて危なっかしく、体力的に余裕のない状態の中で新たな課題に挑もうとする子もいれば、そろそろ自立できそうに見えるのに行動を起こさず自宅にひきこもる子もいます。このような一見正反対に見える言動は、自分に価値が見出せず不安でいっぱいな心によって引き起こされている点では共通しています。あなたは大切な子なんだ、価値がある子なんだ、ということが伝わるまで、根気強くその子の心に寄り添い続けることが、どちらにしても大切になることに変わりはありません。

不安でいっぱいの心を抱えながらも、少しずつ自分を知り、受け入れ、等身大の自分で歩いていけるようになる過程が回復の道のりだとすれば、不安でいっぱいの心に寄り添い続けてくれる人の存在そのものが、安心へとつながります。本人が今置かれている時期や状態を見極め、本人の出すさまざまなサインを手がかり足がかりとして心に寄り添い、本人が歩いていこうとする道をしっかりと見つめて、寄り添い続けていければ……と思います。

12．言うべきか、言わざるべきか

私たちはしばしば、本人のためを思って、このことは言った方がいいのだろうか、言うと本人を傷つけるのではないだろうかと案じたり、相手の機嫌が悪くなるのを恐れるがために、心の中にある言葉を口に出して言うことを躊躇《ちゅうちょ》したりしてしまいます。

日頃のご近所づきあいや、母と子、家族の間でも、言いたいこと、言えないことがあるものです。つい言ってしまうこともあれば、何気ない一言が相手に違うふうに取られてしまうこともあります。言葉というものは、自由に使いこなすことが難しいと感じることがあります。しかし、だからこそ言葉を大切にしていくことで、より良い関係や未来につないでいくことができ、言葉次第でいろいろなことを変えていくことができるものだと思います。もちろん、お互いに何も言わなくても分かり合える、以心伝心の関係は理想かもしれませんが、長く一緒にいるからというだけで、そうなれる関係はそう多くありません。

今回の質問コーナーでは、人と人がいて、そこに言葉や言葉を使わないコミュニケーションがやりとりされるとき、この病気の場合の特徴として「言わない方がいいこと」「言った方がいいこと」「時と場合によって、言った方がいいこと」があることを整理されたと思います。

例えば、子どもから「私もお母さんに言いたいことを言っているから、お母さんにも言ってほしい」と言われた時どうするか悩みます。この場合、特に拒食期の時などには、批判的なことや愚痴などは「言わない方がいい」ということでした。また、「言った方がいい」こととしては、母がその子の良いところを見つけたら、これはそのまま母の思いを伝えた方がいい。でも、その時、大仰に褒めちぎらず、さらりと言って、人と比べないことがポイントだそうです。

それから、「お母さんのような身体が普通なんだよ」ということを伝える場合には、言葉ではなく入浴などの自然に感じてもらえる機会を大切にしていくやり方があるということを学びました。

時に親は子どもに「融通が利かない自分を許してほしい」とか、そんなことを言われたら、少しどきっとするかもしれません。子どもを許すも許さないも親子なんだから……ということは誰しも考えることと思います。こういう時、反射的、瞬間的に思うことから一歩立ち止まって、その時の自分自身を見つめてみること、自分の正直な気持ちに自分で気づくことも、とても大切な、重要なポイントのようです。

お互いに気遣い合ったり、ぶつかり合ったりしながらなので、いつもこれでいいのかと考え悩むことばかりかもしれませんが、それはそれで大切なことで、その中で、確実に前よりは良くなっているところを見ながら、一歩ずつ前に進めたらと思います。

13. どんなとき、どんな態度で、何を話すか
――改善へのヒントは必ず日常生活の中にある――

子どもとの関わり合いにおいて、こんなときはどう接すればいいんだろう……という悩みを抱えたことのない人はほとんどいないのではないでしょうか。ずっとすぐ近くで生活しているのに、どう理解し、接していいか分からないことは、誰でも不安なことだと思います。自分自身が子どもだった頃のことをよく思い返してみると、やはり親を悩ませるような言動を取っていたことがあるという方は意外と多いものです。子どもが大人になろうとする期間に、大人扱いされたい気持ちと、子ども扱いされたい気持ちが混在し、身体のホルモンバランスも乱れ、本人もどうしてか分からないうちに情緒が不安定になってしまうということは、誰にでも起こりうることです。

今回の質問コーナーでも、どうして子どもはこのような言動を取るのだろう、そういうときどう対応したらいいんだろう、といった質問がたくさん出ました。そして今回もまた、子どもに対してはもちろん、普段から関わりの多い家族との接し方の工夫やコツをたくさん知ることができました。食事中に交わす言葉、持て余した時間の使い方、ポジティブに伝える粘り、希望をある程度叶えつつ主導権は譲らないという駆け引き、夫婦間での会話や割り切りなど。

「なるほど！」とスッキリする方、「そうか……でもうまくできるかな？」と考える方、皆さんさまざまな感想を持たれることと思います。

家族との接し方の貴重な手がかりを、どのように生活に活かしていくか考えたとき、または実践してみようとしたとき、そう簡単にはうまくいかないと感じるかもしれません。ですが、改善へのヒントは必ず日常生活の中にあります。必要なことは、鋭い観察力と分析です。コミュニケーションがうまく取れたとき、なぜうまくいったのかを観察し、分析する。コミュニケーションがうまく取れなかったとき、なぜうまくいかなかったのかを観察し、分析する。うまくいった、いかなかった要因は何か。時間帯、シチュエーション、相手のコンディションや表情はどうだったのか。自分自身の話し方や言い回しはどうか。うまくいったことは続ける、うまくいかなかったら違うことをしてみる。「一番大事なことは、粘り強く一歩一歩、関係を育てていくことだと思います。

14．怖《おそ》れを手放す

人は誰でも、良かれと思ってやったことが裏目に出たり、小さなことにこだわって大事な人を傷つけてしまったり、思っていることが相手に伝わらず誤解されたり、生きていると落ち込むことが少なからずあると思います。例えば、過食症の子どもに対して、「少しは食べるのを我慢できないの？」と言う親もいらっしゃると思います。これは、大切な人を思う気持ちから来るものだと思いますが、そのような姿勢が病気を悪循環に陥らせてしまい、回復の妨げになっていることも少なくないようです。

本来は善意であるものを、プラスの形で活かすには、病気についての正しい知識が必要です。「過食を悪と捉えるのでなく、過食せざるを得ない苦しみや過食を止めることができない苦しみを汲《く》むこと、過食が必要な時があること」を学びました。心の満足にとっては、自分の気持ちがきちんと表現できて相手に理解されたかどうかが重要で、その結果、実際に自分の思いどおりになったかどうかは、心の健康にとって本質的な問題ではないようです。摂食症（摂食障害）を治していくためには、自分の気持ちを話して状況を変えていくことが、ある程度できるようになる必要があるのかもしれません。

初めて「虹の会」に参加された親御さんは、「（娘が病気になった）理由も分からないし、（親として）ここにいる理由も分からない状態です」と困惑されていました。「親が、その意味を理解できれば、回復する」との発言もありました。どんな病気であっても、患者さん本人だけでなく家族の方々にとって大変つらく、不安な気持ちでいっぱいであるかと思います。摂食症（摂食障害）は意外と深い病気です。治っていく過程で、いろいろな気づきがありますし、なぜその病気になったのか、その必然性が分かるでしょう。

人は、円滑な人間関係をつくり維持できるとき、健やかな気持ちを得られ、対人関係に自信があれば人生にも自信が持てるのではないかと思います。病気の治療とともに、自分を大切にする気持ちや自分の存在を肯定する気持ちを育てられれば、単に「病気が治る」ということだけではなく、その人の生活全般に良い影響を与え、対人関係にも自信がつき、人生にも自信が持てるのではないかと思います。

15. 成長を見守る

摂食症（摂食障害）とは大変長い経過をたどる病気です。最近西神戸医療センターの小児病棟に入院した神経性やせ症の子の予後を調べたところ、回復するまでに10年を過ぎる子もいることが分かりました。回復までに長い期間を要する病気ですので、最初から長期を見据えて関わるのがいいかなと思います。

ある患者さんで10年かかっても全く良くならない方がいました。14歳くらいの頃に入院し、その後地方の大学へ行きましたが、かなり大変だったようです。27歳くらいになって結婚すると、お手紙が届きました。そのお手紙によると、現在はほとんど症状がないということでした。当時は親との葛藤もいろいろありましたが決して諦めないで、ここまでやってきたようです。諦めず、未来へ向け、なんとかなると思って、毎日の生活を送るのがいいのかなと思います。

最初は家の中でお手伝いとか家事とかができていればそれで十分でしょうから、ほどほどのことができて、成長していくのを温かく見守っていくということが必要なのかなという気がしています。

2022年（日本語版は2023年）新しくなった神経性やせ症の診断基準（DSM-5-TR）によると、完全寛解とは、

①体重が標準体重の下限を超える
②自分の体型に関するボディイメージが正しくなる
③体重が増えてもいいんだと思える、それが一定期間続く

ということが条件です。部分寛解とはそのうち①だけを満たしている状態です。しかしこれらの診断基準には「社会生活」をどう送っているかに対しては明記してありません。本当に良くなるためには社会生活をある程度送る必要があります。他の人と接したり、親との交流もきちんとできたりと、社会生活が送れるからいろんなことに自信がつきますし、いろんな体験をしたり、失敗体験を克服したりすることで良くなっていく可能性が高いものです。

そう考えると神経性やせ症には、診断基準とは違う「回復」があるのかもしれません。まずはちょっとくらい体重が少なくても仕事ができていて頑張っていて、社会の荒波にもまれる。嫌な人がいるなと思いながらも耐えていく。そのうちその嫌な人が辞めて、話しやすい人が入ってくる。あるいは上司が代わって、その上司とうまくいかず、時には辞める人もいるでしょう。そういうことを体験しながら成長していき、「まあ自分はこれでいいか」という体験をしながら体重が増えてくれれば、必然的に良くなってきます。逆にそういう体験がないと、体重はそう簡単に増えるものではありません。いわゆる診断基準どおりではなく違う側面での回復を目指す、例えば社会的な体験、生きていく上での大切なことを体験して学んでいくうちに、徐々に身体の方も診断基準から外れていくことを目指すというのもいいのかなあという気がしています。

16. ちょうどいい時期と、ちょうどいい距離感

摂食症（摂食障害）の回復過程と親子の心理的・物理的距離について、最初は本人がべたっとくっついてきた時は十分甘えさせてあげて、徐々に離れていくプロセスが大事であることは、以前から話題になってきました。それを親が意識的に行うのは、そう簡単なことではない

ということでした。今回参加者のある親御さんから、娘とリビングを分けた「住み分け」がうまくいったことについて語られました。それは重要なところで、要は適度な物理的距離が必要な時があるということです。心理的な距離を取ろうと思ったら物理的な距離がまずいるのだと思います。でも、その親御さんのご家庭で難しかったのは、発症当初、本人が赤ん坊みたいに、お母さんに食べさせてもらって密接な母子関係を築いたからです。それが必要な時期もありましたが、密接すぎたために離れるのが難しかったのです。どうしても、母は心配で、本人も甘えたいし依存したいというところもあって、微妙に離れるチャンスがないままずっと来ていました。その中でお母さんが体調を崩されました。そこで「住み分け」の考え方が出てきたのだと思います。うまくリビングを分けるというのはナイスアイデアでした。適度な距離感というのが、同じ家の中で、病気のさなかにいる本人と親では、なかなか分からないものです。大学に行くとか海外に留学するといった機会がうまく回復につながることがあります。しかし、物理的な距離を取るというのも、ちょうどいい時でないと難しいものです。今回はお母さんもそこを意識したわけではなくて、もう仕方がなく、こういうやり方でせざるを得なかったし、ちょっと距離を置くというのにちょうどいい時期に来ていて、それをしたことが結果的に良くて、母も楽になったし本人も楽になったのだという結論でした。

17．良いところを見つける　――良いところを見つけて褒める――

子どもが小さかった頃を思い出してみてください。一人で歩けるようになったとき、上手に食べることができたとき、お話が上手になったとき、その時々に親は心の底から褒めてあげたのではないでしょうか。決して上手ではなくてもその子にとっての精一杯のパフォーマンスに対して、成長した喜びとともに親としての責任を果たせたような嬉しい気持ちになり、おおげさなほどに褒めたことがあると思います。

「褒」という漢字の「保」という部分は子どもを、「なべぶた」の部分は人を、「衣」の部分は衣服を表しています。子どもを懐に抱いている姿が「褒」を表したとのこと。古代の人々は子どもを懐に入れ、褒めて育てていたのでしょうか。褒めることで子どもを育てるという考えは、今も昔も変わりません。

ところが小学校、中学校と成長するにつれて求める基準がどんどん高くなり、いつの間にかきょうだいや親戚、同級生と比べるようになります。立派に育てるという親の責任を果たそうとするあまり、どうしても悪いところにばかり目がいき、怒ることがまるで親の仕事のようになってしまうこともあるでしょう。本当は素直に褒めたいのに、どこかこそばゆくなって、褒め言葉を別の言葉に変えてしまったこともあるかもしれません。

褒めるというのは簡単そうに思えて実はとても難しいことです。ためしにすぐお隣にいる誰かを褒めてみてください。心の底からその人に敬意を払い、尊敬できるところ、ちょっとした才能を、褒めることができるでしょうか。褒めるには相手への深い理解と勇気が要ると気づくでしょう。

「褒める」の語源は「穂」という文字。元々は互いに祝福し、神に感謝するという意味があったそうです。「褒める」には良い評価を与えることだけでなく、共に喜び合うといった意味もあるのですね。確かに誰かを褒めると自分も喜ばしい気分になります。小さな子どもを褒めた時を思い出して、ささいな頑張りに勇気を振り絞って褒めてみてはどうでしょう。まずは自分を褒めるのもいいかもしれませんね。

第3章

神経性やせ症の子どもを持つ母親の心理的変化過程

1. 母親へのインタビュー

摂食症（摂食障害）の家族教室に出席された家族の皆さんの発言から、期間の長短はありますが、気持ちや考え方の変化を感じることがありました。特に、神経性やせ症の子どもを持つ家族の皆さん、その中でもお母さん方は子どものさまざまな症状に悩み、どう対処していいのかと戸惑います。家族教室への出席を通して、病気の理解、症状の意味、病気への向き合い方、症状への対応方法を学んでいきます。そのため、子どもと関わる中でお母さん方がどのように体験・成長し、どのような役割を果たしているかを明らかにすることは、後に続くお母さん方の早めの気づきやお母さん方への支援に貢献すると考えました。そこで、家族教室に出席したお母さん方にインタビューを行い、お母さん方の気持ちを述べていただき、その結果をまとめることにしました。

まとめた内容について、心理的変化の特徴を一つずつ抽出し、検討・分析した結果、7段階に分かれることが分かりました。そこで7段階それぞれに名前をつけて分類しました。それを以下で紹介します。同時に、神経性やせ症の子どもを持つお母さん方へのより良い支援に活かす方法も考察し、提言しています。対象は、神経性やせ症の子どもさんを持つお母さんです。子どもさんと関わる中でお母さん方がどのような体験をしているか明らかにするため、専門的な手法（半構造的面接を通した質的な研究）を用いています。

2．神経性やせ症の子どもを持つ母親の心理的変化

7段階の心理的変化は以下のとおりになりました。**①楽観の段階、②不安に覆われた段階、③両価的な気持ちに支配される段階、④負の状態を伴う気づきの段階、⑤子どもの存在の受容段階、⑥自己洞察段階、⑦親自身の成長段階**、で構成されていました。

① **楽観の段階**では、子どもの食事を減らす行動を単なるダイエットと思い過ごし、簡単に考えて重要視せず、危機感を持ちません。神経性やせ症の知識がなく、子どもの行動が病気と結びついておらず、食事量が減ったとは思っていますが、大したことと思わず、やせていることに気づいてもいないこともあります。お母さんもダイエットしようかなと発言して子どもに同調することもあります。

② **不安に覆われた段階**では、やせがどんどん進み、このままでいいのかと悩み始め、周りに相談することもありますが、相談できないこともあります。どう対応したらいいか分

からず手に負えない状態で頼れるものを探す、死の不安が生じる、何が悪かったのかとお母さん方なりに原因を求めて不安を解消しようとする、漠然とした不安と混乱に陥るといった状態になります。

③**両価的な気持ちに支配される段階**は、なんとかしてあげねばという思いと、子どもへの苛立ちや怒り——ポジティブな思いとネガティブな思い——の両方が現れる段階です。治ってほしい一心で、無我夢中で対応します。理解する以前に、子どもの言うがままに行動しながらも、医師らのアドバイスに沿って行動しようとする状態です。食べない行為や依存的行動に対して、怒りを覚え、食べれば治るという気持ちが強く表れます。知識をもとに処理しようとするレベルの段階（知的レベル）にとどまっているとも言えます。

④**負の状態を伴う気づきの段階**は、お母さん方の疲労感が目立ちます。知的レベルから行動レベルへ変化する段階と言えます。知識や医療との関わりによって、病気という認識はできますが、神経性やせ症特有の行動に付き合うしんどさや今後の不安などが現れ、疲労感が顕著になります。子どもへの、自身の対応が適切であるかどうかの評価が行えるようになります。親としての責任を感じ、周囲に責められているような気持ちを抱きます。親としての自信を失います。

★④—⑤の変化期：この段階の間に子どもも社会生活へ参加しはじめるなどの変化があり、お母さん方自身も、この変化を転換点として認識できる時期と言えます。お母さん方は視点を子どもに移して問題を捉えていきます。知識的なレベルおよび行動的なレベルから、情緒的なレベルへとお母さん方が変化していることを示しているのでしょう。ただ、お母さん方は最もつらくしんどかったと言い、他の段階以降と比べても難しいものと言えます。

⑤**子どもの存在の受容段階**では、子どもの行動を理解しようという意識が強まっていきます。苦しいのは子どもであるということに気づき、子どもの視点に立った考えができるようになります。子どもの行動に合わせることで、子どもの存在の受容段階になります。子どもの行動に合わせることに抵抗感や否定感がなくなります。

⑥**自己洞察段階**では、子どもの理解だけではなく、自分自身の人生について振り返る作業が始まります。自分の生育歴や、結婚・出産などのライフイベント、子育てと夫婦関係について、見直す中でさらに子どもに対する理解を深め、子どもを肯定的に受け止めようという姿勢が進んでいきます。

⑦**親自身の成長段階**では、深い自己洞察が進み、肯定的な受け止めができ、子どもが神経性やせ症となったことで自分自身が成長できたと感じ、意味のあることだったと受け入

れます。

国内の親面接を行った治療者によると、①不安、困惑、②表面的には適切な対応が可能、③母子間の密着とお母さん方の疲弊、④お母さん方側の問題浮上、⑤お母さん方の退行と夫への攻撃、⑥自発的に患者と向き合える、の6段階に分けられました。

外国の治療者によると第1段階は無認識、第2段階は否認、第3段階は認容、第4段階は救い手の段階、第5段階は癒やしの段階としています。このように、お母さん方は神経性やせ症の子どもと向かい合っていくと徐々に変化し、子どもの理解にとどまらず、自身の成長にまで及ぶことが分かります。

現在、子どもが病気の真っ最中にある場合、先ほどの7段階を自分自身に当てはめてみると、今現在どこの位置にいるかがおおよそ分かるようになります。家族教室で他の家族と意見交換したり診療の際に主治医と相談したりすることで、客観的に見えてくることも増え、適切な対応に気づいたり、治療上の役割を担ったりすることができるようになってきます。

3．支援の検討

先ほど述べた**7段階**について見ていきます。**①楽観の段階、②不安に覆われた段階、③両価的な気持ちに支配される段階、④負の状態を伴う気づきの段階、⑤子どもの存在の受容段階、⑥自己洞察段階、⑦親自身の成長段階**、でしたね。

①段階では神経性やせ症に対する正しい知識を初期に獲得することで、無駄な不安や無駄な子どもへの要求を減らすことが可能となります。その際、お母さん方の、病気を認めたくないという気持ち（否認）を、お母さん方自身が理解し認める必要があります。時間は要しますが、支援者は粘り強く正しい知識を伝え、お母さん方自身が学んでいくことが次の段階に進むことになります。

②段階、③段階では、お母さん方は多種多様な不安を抱え、やみくもに対応する特徴や死に対する不安もあります。これらの不安に対しては、医師や看護師、管理栄養士、心理士（公認心理師、臨床心理士）、薬剤師など多職種の専門家による具体的で分かりやすい説明や、精神的な支持を、多様な角度から受けることが効果的です。お母さん方自身も専門家からの適切な情報を得ることが次の段階への道筋になります。

④段階から**⑤段階**への移行は困難であり、時間がかかります。ここで支援を諦めるとさらに長期にわたり症状が続きます。**④―⑤の段階**では、家族教室（親の会）などの学べる場や助

け合う場が有効です。集団の持つ治療因子として、集団による励まし合い、助け合い、対応の方法の伝達、先を進むお母さん方の模倣、情報伝達、見通しなどが、家族教室（親の会）で語られていました。お互いから学ぶべきことが医師から学ぶべきことよりも多いといわれています。**⑥—⑦の段階**では、集団の中で新たに参加した初期段階のお母さん方に自分自身の体験を語ることで、自身も新たな気づきを得るなど、セルフヘルプ的な意味へ変化していくことにも家族の会の意味があります。このように、家族教室にはさまざまな意義があり、全国各地で広がっていくことが期待されます。

文献

安川智子、髙宮静男（2005）：神経性無食欲症の子どもをもつ母親の心理的変化過程．精神科治療学、20巻8号：827—834頁

Q&A質問一覧

カテゴリー1 食行動症と摂食症（摂食障害）に関する知識と理解

カテゴリー 2 本人の症状、感情、行動、状況に関した対応、声かけ

食への不安と行動に関する質問

過活動に関する質問

食事量の変化（少量から大量へ）に関する質問

Q27▼なかなか体重が増えないまま維持しています。摂食症（摂食障害）とは必ず神経性過食症を経て治るのですか？（子：16歳）　58

Q28▼うちの子の過食が始まって7年経ちます。小学校時代から使っている学習机の上、箪笥の上、その周りが食べ物に覆い尽くされています。腐らない物ならまだましですが、卵パックが何十個もあり、袋に入った菓子パンもあります。その周りをさらに2リットルのジュースのペットボトルが何十本も並んでいます。私は我慢していましたが、ついに「家を汚くしているのはあなたよ！」と言ってしまいました。いつになればさっぱりとするのか、うんざりします。この状態が解消すれば回復したということでしょうか？（子：22歳）　59

過食・嘔吐に関する質問

Q29▼本人の今の生活は早朝のバイトに始まり、昼ごろに帰宅し、4時間ほど過食・嘔吐をゆっくり続け、少し昼寝をし、起きたらまた4時間ほど過食・嘔吐をゆっくり続け、寝るのは23時半ごろです。過食・嘔吐の時間を減らせばもっと眠る時間を確保できるのにと思いつつ、どうすることもできません。いつになれば気づくのかと思いながら過ごしています。（子：24歳）　61

Q30▼過食・嘔吐はいつ手放せますか？（子：25歳）　63

Q31▼ この病気は食べるのが一番の薬だと聞きますが、食べた後に吐いてしまっても薬になるのでしょうか？　吐いたとしてもほんのわずかでも胃に収めることのできる食事は意味があると思っていいのでしょうか？（子：24歳）……66

Q32▼ 本人は過食・嘔吐の毎日で心身共にくたくたのようです。ごくたまに（半年に一度程度）完璧な絶食（水も全く飲まず）をするとよく眠れるし、達成感を得られ、体調も良いそうです。毎日欠かさず過食・嘔吐をして苦しむより、たまに絶食を取り入れて体調を調整するのは医学的にみてどうでしょうか？　また、過食・嘔吐の苦しみから解放される方法はありますか？（子：22歳）……68

Q33▼ 娘が「過食は減らすことはできると思うけれど、止めることはできないと思う。だから過食をするために仕事をしたい」と言います。娘は「人は誰でも何かに依存して生きているものだ。自分はそれが過食・嘔吐だ」と淡々と言い、どう返答しようかと思いましたが、「過食・嘔吐をしていても幸せに生きていたらいいじゃない」と返しました。娘も納得していましたが、本当に治ることを諦めたのかな？と少し心配です。（子：25歳）……69

月経に関する質問

こだわりに関する質問

Q41▼仕事からの帰宅が遅くなるときや忙しいときは、夕食をお弁当やお惣菜で済ませてしまえばいいと思うのですが、娘は簡単な物でいいからとにかく自分で作って食べるということにこだわっており、融通が利かないと感じます。その融通の利かなさに困っています。（子：24歳）……83

Q42▼娘は中学3年女子です。一日のタイムスケジュールは5時30分に起床してから23時30分に就寝するまで、ほぼ決まった時間で動いています。昼間は学校に行き、帰宅して間食、夕食、家の手伝い（風呂掃除）、散歩以外はずっと自分の部屋にこもっており、本人は自分の決めた時間どおりに物事が進まないとイライラしてきます。休日は午前中、私（母）と食材の買い物に行きますが、私が食事作り以外の家事をしていると不機嫌になり、怒りだして「お母さんは家にいないものと思うようにするから」と言って私に部屋から出てこないようにと言います。本人の望むようにしていますが、このままでいいでしょうか？（子：15歳）……84

Q43▼わが子が家族の食事を全て作っていますが、口に合わないことがあります。我慢しないといけないのでしょうか？（子：17歳）……86

Q44▼ **決めるのが苦手**

本人は何かを決めるのが苦手です。私（母）は大きな決断の際には寄り添うように心がけている一方で、小さなことには聞こえなかったふりをしたり、「好きにしたら」と言ったりして、親としては本人が自分で決断できるようにと思って対応しています。本人が精神的に成長しなくては自分で決められるようにならないのでしょうか？（子：21歳）……88

Q45▼ **頑張り屋**

頑張り屋の子が摂食症（摂食障害）の落とし穴に落ちやすいと聞きます。頑張って成功する人間と、わが子のように摂食症（摂食障害）の地獄に落ちてしまう人間——この分かれ目はいったい何だろうと割り切れない思いでいっぱいです。今はとてもわが子に「頑張れ」とは言えませんが、現実にはしんどくても朝は頑張って起きるとか、家事をするとか、仕事に出るとか、頑張らないといけないことはたくさんあります。頑張るとは何なのでしょうか？　これからどう子どもに接したらいいのか分かりません。（子：23歳）……91

Q46▼ わが子は体重30kgを維持している状態です。食べる量は少ないながらも、定量を保っています。「暑いし、しんどいけれど、頑張る」と言い、毎日片道1時間弱ぐらいかけて学校まで歩いて通いたがります。これで夏は乗り切れるでしょうか？（子：16歳）……94

Q47▼
適応
わが子の仕事が激務で、現在、適応反応症（適応障害）気味です。職場に相談して仕事を減らしてもらっていますが、それでもつらそうです。このような状態は摂食症（摂食障害）から来るものなのでしょうか、それとも本人のストレス対応能力によるものなのでしょうか？（子：24歳）……96

Q48▼
対人交流
最近、娘が彼氏のことを、普通は親に言わないようなことまで言ってきます。そんなことまで親に相談しなければならないのなら付き合うのは時期尚早ではないだろうかと思いながら、それを口には出さず（それを言えば冷た過ぎると思うので）娘の話を聴いています。それでいいのでしょうか？（子：23歳）……99

カテゴリー 5
感情表現・自己表現への対策

Q49▼
小学校・中学校と不登校だった拒食症の娘は、今は17歳です。最近過食期に入りました。体重は40kgくらいで生命の危機は脱しています。最近はささいなことで怒りがわき、全て私（母）に当たってきます。コンビニに娘に頼まれた物がなくて代わりに買った物が美味しくないと、

Q55▼ フリーズするという話をしてきたり、歯みがきをしているときに嘔吐したりします。何かを伝えようとする明確ではない何らかのメッセージには、どう対応するのがいいのでしょうか？（子：18歳）……113

Q56▼ ひとりで生活しているときは食べ吐きはしないのですが、実家へ帰ってくると食べ吐きをします。実家へ帰ってくると、ほっとするからでしょうか？（子：22歳）……114

カテゴリー6 不安への対策

Q57▼ 摂食症（摂食障害）になる前はホラー映画も一人で平気で観ていたのに、病気が少しずつ回復しつつある最近になって、一人で夜寝るのが怖くなったようです。本人は、将来一人暮らしをしたいのにそんなことでは怖くて困ると言っています。（子：17歳）……116

Q58▼ 娘は、「お母さん、私を甘やかさないでもっと厳しくしてほしい」と言いますが、遊びや旅行のお金は自分でアルバイトをして出しており、全部親に頼っているわけではありません。何か不安な気持ちの表れなのでしょうか？（子：21歳）……119

という考え方の方がいいのでしょうか？（子：12歳）……135

Q67▼現在一日一食から二食は食べられるようになり、体重も37kgから40kg（身長156cm）ぐらいを維持しています。昨年秋頃に初めて抑うつ状態になり、今はお薬（抗うつ薬）で気持ちをコントロールしています。これは、摂食症（摂食障害）の拒食症の一過程なのでしょうか？ それとも、また新たに発症したのでしょうか？ 本人は過食になった気持ちなのでしょうか？（子：18歳）……137

カテゴリー8 攻撃性への対策

Q68▼暴力がある時の子どもへの対応はどうしたらいいでしょうか？……140

Q69▼子どもが過激でグロテスクな発言をします。例えば「切り刻んでしまうのを楽しみにして生きている」「アルバイトはしたいけど、つらいストレスがあるから毎日手を切ってやる」などと言います。夫に連絡をして話を聴いてもらっていますが、どう対応したらいいでしょうか？（子：19歳）……141

Q70▼本人の病院での行動や話し方は普通の様子できちんとできているのですが、家での行動には何かと問題があります。食べては吐くことがひどくなってきて、少しのことでもイラッとして暴言を吐きます。そんな時どう対応すればいいのでしょうか？（子：17歳）……143

カテゴリー9
習癖に関する対策

Q71▼わが子は外出先から戻ったらすぐ入浴します。シャワーで済ますことが多いのですが、湯船に湯を張って入った方がいいのでしょうか？　また長時間入っていいのでしょうか？（子：22歳）……146

Q72▼毎年、多くは夏の時期に、身体が痒いといって特に脚全体を血が出るまでひどく掻くので傷跡が黒く残り、膿んでいるところもあります。これも過食と同様に、ストレス解消の一部でしょうか？　また、時々髪の毛を抜いているのですが、その都度注意した方がいいのでしょうか？（子：13歳）……149

カテゴリー10
自傷、過量服薬、万引き、自殺念慮への対策

自傷に関する質問

過量服薬に関する質問

万引きに関する質問

カテゴリー 11 後遺症の有無と対策

カテゴリー 12

生活習慣の変化への対策

Q83 ▼子ども部屋がかなり散らかっているのが気になります。食事や入浴なども含め、生活態度のかなりの乱れにどのように対応したらいいか戸惑っています。普段は口出しせず、本人に任せていますが、どうしたらいいでしょうか？（子：12歳）……176

Q84 ▼うちの子は退院してから睡眠時間が少しずつ短くなってきているようです。入院中は8時間くらいでしたが、夏休みの終わりには5時間半くらいになりました。昼間は散歩、勉強、家の手伝い、Ｗｉｉ（ゲーム）などをして昼寝はしていませんでした。自分で睡眠時間を決めているようです。学校も始まり、体育祭の練習もありますので、もう少し睡眠時間を取ってほしいです。本人に気づいてもらうにはどうしたらいいでしょうか？（子：15歳）……179

カテゴリー 13

学校復帰、社会復帰、進路、ひきこもり、自立への対策

Q85 ▼再入学に向けて、子どもが不安を抱えていて、話を聴いている私（母）も心配になってきます。どうしたらいいでしょうか？（子：17歳）……181

Q 90▼ わが子がお金のことを最近よく私（母）に聞いてきます。「これくらいでいいのか、この月収でやっていけるのか」と具体的に聞くので、父親の最初の月給を教えたり、なんとかやっていることを伝えたりしています。本人の2年間の給料は銀行の普通預金に貯めたままでした。その通帳をこのたび持たせて、カードと印鑑も本人に渡したのですが、そのまま知らん顔です。しょうがないので私が銀行に行くついでにその通帳にも記帳する始末です。世間知らずで、「源泉徴収票って何？　雇用保険って何？」と最近質問責めです。そういうことを聞けるようになったことはいいことなのでしょうか？（子：24歳）……192

Q 91▼ わが子は病気になる前から車の運転をしていました。病気になってからは情緒不安定なので医師に相談して運転をやめさせていましたが、このごろ、運転する練習をしたいと言い出しました。長い間運転していないので、事故が心配です。どのような状態になれば運転していいでしょうか？　このまま乗らないでいてくれた方が安心なのですが。（子：26歳）……194

Q 92▼ 過食で太ってしまった自分を見られるのが嫌だとひきこもりになって約1年になります。気分が落ち着いた時、そしてダイエットに成功しかけて目標体重に少し近づいた時に、友達の誘いに応じて会いに行こうかと迷ったことが2回ほどありました。親としては、自分で決めさせたいと思って、迷っている娘の背中を押すことはしませんでした。結局2回ともひきこもり脱出のチャンスを逃してしまいました。もし、また誰かに会いに行こうかと迷うことがあれば、無

カテゴリー 14

家族関係の改善に向けての対策

カテゴリー 15 早期発見・対応、治療

カテゴリー 16 心理療法、栄養療法、栄養相談、薬物療法、入院、治癒、支援センター

入院、治療

薬物療法

食事療法

カウンセリング

病院との関わり方

治癒

支援組織

おわりに

新型コロナウイルスの感染拡大によって「虹の会」――摂食症（摂食障害）の家族教室・家族会――が中断し、かなりの時間が過ぎました。第8波が収まり、感染症法上の位置づけが2類相当から5類感染症に移行して、いよいよ家族教室の再開だと思っていましたが、新たな株による感染が時折広がり、患者さんや家族にも感染者がチラホラ見られ、開くことができない状態が続いています。医療機関では、マスクは必須ですし、再開へ舵取りするのもまだまだ先のようです。

そのような中、本書が完成しました。家族教室の質問コーナーで話し合われたQ＆A（Question and Answer：質疑応答）の中から、熱心な若手の公認心理師が選んだものですので、基礎的な質問が省かれ、難しいものが結構見られます。さらに、家族に摂食症（摂食障害）を抱え、ある程度の時間を経過した方の質問が中心になりますので、初級というより中級といった方がいいQ＆Aになりました。回答は、最近の専門家の報告を参考にした部分もありますが、会で話し合われた内容、参加者のご意見をふんだんに取り入れています。そのため、経験に基づく回答が中心になっています。参加者の皆さんからの要望もあり、書籍化することになりましたが、質問コーナーのたびに、参加者に書籍化する許可は取ってきました。参加者の皆さん、ご協力ありがとうございました。皆さんの熱心な意見の交換がなければ完成しなかったことでしょう。

第2章の「なでしこ便り」を読むと家族教室の目指しているもの、知っておきたいことがさっと頭に入ってきます。その意味から言うと、まず第2章から読んだ方がその場の雰囲気も分かり、臨場感も増します。「なでしこ便り」を担当したスタッフの得たものが詰まっています。録音した音声を文字に起こすことからまとめまで相当の時間を要し、大変な労力でした。渡邉久美さん、児玉静子さん、若林那美さん、大石直子さん、松浦京子さん、上原夕依さんの努力には頭が下がります。お疲れさまでした。質問を選ぶ作業を集中的に行っていただいた、玄田梨乃さん、河井望歩さん、西村陽菜さん、谷口桃香さんに感謝です。

母親の心理的変化は、安川智子さんと私が執筆した文章を引用し、分かりやすくまとめなおしました。家族が摂食症（摂食障害）になって間もない方には、自身の心理の変化の予想がつき、何をしたらいいいか、何を目標にするか、取り組み方の指標になることでしょう。

今回もいろいろな事情で完成が延び延びになっていたのですが、粘り強く待っていただいた編集部の桜岡さおりさんにも感謝の意を述べたいと思います。執筆初期から西神戸医療センターの佐藤倫明先生、植本雅治先生、針谷秀和先生をはじめとした先生方、スタッフの皆さん、クリニックスタッフの面々、養護教諭の服部紀代さん、加地啓子さん、大波由美恵さん、そして娘たちにもお世話になりました。助けていただけなかったら、出版までたどり着かなかったことでしょう。

白内障手術の終わった左眼では朝の日差しのさんさんと降り注ぐ景色に見え、手術を控えた右眼では夕暮れ時のくすんだ景色に見えて奇妙な気持ちで執筆最後の調整をしましたが、新たな発見と勉強の連続でした。視力の左右差、見え方の差が強く、思っていた以上に疲れ、最終コーナーで時間を取られてしまいましたが、ようやく回復しました。

最後に、長年連れ添ってきた最愛の妻へこうべを深々と垂らしたいと思います。肺疾患を長く患い、令和5年6月22日に亡き人となりました。救急搬送後、夜付き添い、朝から診療と長期にわたり執筆に全く時間が取れませんでした。意識が戻ってきたあとも、診療の合間に病室を訪れるとこの本の進行状況をいつも気にし、出版を楽しみにしていました。それだけに間に合わなかったことは残念極まりないですが、ようやく写真とお位牌の前に置くことができます。「できましたよ!! ＲＹＵちゃん。見守ってくれて、ありがとう」

梅雨時の白内障手術の合間に　　高宮靜男

索　引

A〜Z

あ

か

さ

た

な

は

■著者

高宮 静男（たかみや しずお）

たかみやこころのクリニック院長。神戸大学医学部卒業。学校との連携などを中心に総合病院にて診療。神経発達症（発達障害），小児心身症，小児摂食症（摂食障害）をはじめとする子どもの診療に多く携わる。2016 年 8 月，クリニックを開設，現在に至る。日本摂食障害学会功労会員，日本心身医学会功労会員，精神保健指定医，日本心療内科学会登録医，子どものこころ専門医，日本精神神経学会指導医，日本心身医学会指導医。神戸市教育委員会教育相談指導専門委員，明石こどもセンター嘱託医など，教育・福祉関係委員を歴任。著書に『学校で知っておきたい精神医学ハンドブック』『学校で適切に対応したい児童・生徒の困りごと 55』（いずれも星和書店）などがある。

家族が知りたい摂食症（摂食障害）の Q&A 115

── 家族教室の質疑応答から学ぶ支援のコツ ──

2024 年 11 月 20 日　初版第 1 刷発行

著　者　高 宮 静 男

発行者　石 澤 雄 司

発行所　株式会社 星 和 書 店

〒 168-0074　東京都杉並区上高井戸 1-2-5

電話　03（3329）0031（営業部）／03（3329）0033（編集部）

FAX　03（5374）7186（営業部）／03（5374）7185（編集部）

http://www.seiwa-pb.co.jp

印刷・製本　株式会社 光邦

　ISBN978-4-7911-1147-3